U0249012

妇科恶性肿瘤 PET/CT与PET/MR 病例对照解析

孙洪赞　主编

清华大学出版社
北京

图书在版编目（CIP）数据

妇科恶性肿瘤PET/CT与PET/MR病例对照解析 / 孙洪赞主编. —— 北京：清华大学出版社，2024.11.
ISBN 978-7-302-67686-7

Ⅰ. R737.304

中国国家版本馆CIP数据核字第2024W2C773号

责任编辑：孙　宇
封面设计：钟　达
责任校对：李建庄
责任印制：沈　露

出版发行：清华大学出版社
　　　　　网　　　址：https://www.tup.com.cn，https://www.wqxuetang.com
　　　　　地　　　址：北京清华大学学研大厦 A 座　　　邮　　编：100084
　　　　　社 总 机：010-83470000　　　　　　　　　　邮　　购：010-62786544
　　　　　投稿与读者服务：010-62776969，c-service@tup.tsinghua.edu.cn
　　　　　质量反馈：010-62772015，zhiliang@tup.tsinghua.edu.cn
印 装 者：三河市龙大印装有限公司
经　　销：全国新华书店
开　　本：185mm×260mm　　　　印　张：9.5　　　字　　数：170 千字
版　　次：2024 年 12 月第 1 版　　　印　　次：2024 年 12 月第 1 次印刷
定　　价：168.00 元

产品编号：107716-01

编委会名单

王宏博　中国医科大学附属盛京医院

王星皓　首都医科大学附属北京友谊医院

徐　臣　中国医科大学附属盛京医院

于　洋　中国医科大学附属盛京医院

张　乐　康复大学青岛医院

周　欣　中国医科大学附属盛京医院

序　一

在医学科技日新月异的今天，融合影像概念的提出与实践，不仅标志着医学影像学科向更高层次、更宽领域的生物学信息的融合与发展，更是精准医疗时代不可或缺的重要基石。中国医科大学影像与核医学专业作为国家重点（培育）学科，始终站在科技创新的前沿，致力于推动融合影像概念的深入实施与广泛应用。

融合影像，不仅仅是一种技术上的整合与升级，更是一种理念上的革新与突破。它强调以患者为中心，通过多模态、多序列、多维度的生物学影像信息融合，为临床提供更加全面、精准、个性化的诊断与治疗方案。中国医科大学附属盛京医院（简称"盛京医院"）放射科与核医学科作为融合影像概念的重要实践者，始终秉持这一理念，不断探索、勇于创新，在医学影像技术的发展与应用上取得了显著成就。

近十年来，随着 PET/CT、PET/MR 等高端影像设备的引进与普及，盛京医院在妇科恶性肿瘤的诊断与治疗方面更是迈上了新的台阶。值得一提的是，PET/MR 以其独特的优势，在妇科肿瘤的早期发现、精准分期、疗效评估及复发监测等方面展现出巨大的潜力与价值。我们欣喜地看到，这一技术的应用不仅提高了妇科恶性肿瘤的诊疗水平，更为广大女性患者带来了更多的生存希望与生活质量的提升。

在此背景下，我的学生孙洪赞主编的《妇科恶性肿瘤 PET/CT 与 PET/MR 病例对照解析》一书，无疑是医院学科发展的重要成果，也是临床影像发展的重要里程碑。该书不仅深入浅出地介绍了 PET/CT 与 PET/MR 技术的原理、优势及其在妇科恶性肿瘤诊疗中的应用，而且更通过丰富的病例对照分析，展示了这些技术在临床实践中的独特魅力与显著成效。书中每一个案例的剖析，都是对精准医疗理念的生动诠释，体现融合影像的重要地位。

最后，我要向孙洪赞教授和他的团队表示祝贺！我相信，随着《妇科恶性肿瘤 PET/CT 与 PET/MR 病例对照解析》一书的出版与发行，必将进一步推动融合影像概念的普及与应用，惠及更多患者。同时，我也期待盛京医院放射科与核医学科能够继续发扬创新精神，不断探索新技术、新方法，为医学影像事业的发展贡献更多的智慧与力量。

2024 年 8 月

序 二

随着医学技术的飞速发展，PET/CT 与 PET/MR 作为先进的医学影像技术，正逐步成为妇科恶性肿瘤诊疗不可或缺的工具。然而，技术的先进性并不等同于应用的广泛性，如何将这些前沿技术有效转化为临床实践的利器，是每一位医学工作者都需深思的问题。中国医科大学附属盛京医院孙洪赞教授凭借其深厚的学术功底和丰富的临床经验，敏锐地洞察到这一需求并编写此书，以期为妇科影像领域的同仁们提供一本既具权威性又具实用性的参考书。

该书不仅详细阐述了 PET/CT 与 PET/MR 技术的原理、优势及其在妇科恶性肿瘤诊断、分期中的具体应用，更通过对精心挑选的病例进行对照分析，将复杂的技术原理与临床实践紧密结合，使读者能够直观地感受到这些先进影像技术的魅力与价值。每一个病例的精心挑选与深入解析，凝聚着孙洪赞教授及其团队多年来在医疗和科研方面成绩的积累与沉淀，是对患者生命健康高度负责的体现。此外，该书还体现了孙洪赞教授对医学教育的深切关怀，他深知人才培养对于学科发展的重要性，因此在该书编写中倾注了大量心血来培养团队年轻人。该书编者大部分为孙洪赞教授的博士后、博士及硕士研究生，通过带领学生逐个病例、逐行逐句、逐个图片进行修改，身教言传如何"既要仰望天空，还能脚踏实地"。

该书内容既严谨又易懂，既突出学术性又兼顾实用性，不仅是妇科肿瘤专科医师的重要参考书，也是广大医学生、研究生及影像科医师学习掌握 PET/CT 与 PET/MR 技术的宝贵教材。在此，我衷心祝贺孙洪赞教授新书出版，并期待它能在妇科影像领域中发挥重要的作用，我也很高兴为这样一部优秀的作品撰写序言，愿以此文为引，共同推动 PET/CT 与 PET/MR 技术的研究、应用与推广。

2024 年 8 月

前　言

妇科恶性肿瘤长期威胁女性的健康，其早期发现与精准治疗的重要性不言而喻。在此背景下，我们深感肩上的责任重大，也深知医学影像技术在提高妇科肿瘤诊疗水平中的关键地位。正是基于这份使命感，我们精心编写了这本专注于妇科恶性肿瘤 PET/CT 与 PET/MR 成像特点的专著，旨在为推动临床诊疗一体化进程及促进相关科研活动贡献一份力量。

本书不仅是对当前医学影像技术，特别是 PET/CT 与 PET/MR 在妇科肿瘤领域应用现状的深入剖析，更是一次对未来精准医疗、个体化诊疗路径探索的勇敢尝试。我们深知，每一种影像技术都有其独特的优势与局限性，而 PET/CT 与 PET/MR 通过整合不同模态的信息，为患者提供了前所未有的全面诊断视角。这种多模态成像的力量，不仅在于它能帮助我们更清晰地看到病灶的形态与结构，更在于它能揭示肿瘤的生物学特性，为临床决策提供更为坚实的数据支持。

在本书中，我们不仅详细介绍了不同 FIGO 分期宫颈癌、子宫内膜癌及卵巢癌的 PET/CT 与 PET/MR 成像特点，还特别关注了同一病例在不同成像模态下的相似性与差异性。这种对比分析，不仅加深了我们对妇科恶性肿瘤影像学表现的理解，更为临床医师在选择最适合患者的检查方案时提供了有力依据。我们相信，这种从理论到实践的全方位探索，将极大地促进妇科肿瘤诊疗水平的提升。

此外，本书还高度重视妇科恶性肿瘤影像诊断在科研领域的价值。我们希望通过分享这些宝贵的成像资料与诊断经验，能够激发更多关于妇科恶性肿瘤影像诊断的研究兴趣，推动该领域科研活动的深入开展。我们相信，在不久的将来，随着更多科研成果的涌现，我们将能够从影像学角度揭开更多关于妇科恶性肿瘤的秘密，为患者带来更加精准、有效的治疗方案。

我们期望本书能够成为妇科肿瘤诊疗领域的一本重要参考书，但由于编写时间及编者水平有限，书中难免存在不足之处，希望大家不吝指正。我们鼓励读者结合临床实践，灵活运用所学知识，共同推动妇科恶性肿瘤诊疗技术的进步。最后，我们感谢所有参与本书编写、审阅的专家、学者及出版单位，期待未来在医学研究的道路上与各界同仁携手并进，共同探索更加广阔的未来。

2024 年 7 月

目　录

第一章

妇科恶性肿瘤概述

妇科恶性肿瘤，如宫颈癌、子宫内膜癌、卵巢癌等，对女性的生命健康构成严重威胁。影像学检查在这些恶性肿瘤的诊断和分期中起着至关重要的作用。目前，PET/CT 和 PET/MR 已经成为妇科恶性肿瘤诊断和分期中不可或缺的重要工具，其通过检测肿瘤组织的代谢活性和器官内的病变情况，为临床医师提供关键的诊断信息，有助于制订更精准的治疗方案，从而提升患者的治疗效果，延长其生存时间。本章将概述宫颈癌、子宫内膜癌、卵巢癌以及其他少见妇科恶性肿瘤的流行病学特征、病理特征、临床表现、分期、治疗方法及预后情况，旨在加深读者对这些疾病的了解，为临床诊疗提供参考。

第一节　宫颈癌概述

一、流行病学特征

宫颈癌是全球女性第四大常见癌症。据估计，2022 年全球宫颈癌新发病例约为 66 万例，死亡病例约为 35 万例。不同地区的宫颈癌发病率和死亡率存在巨大差异，撒哈拉以南的非洲和美拉尼西亚地区的发病率和死亡率最高，而北美洲、澳大利亚 / 新西兰和西亚地区最低。在中国，宫颈癌的发病率和死亡率呈上升趋势。2000—2016 年，我国约有 11.93 万新发宫颈癌病例和 3.72 万死亡病例。

人乳头状瘤病毒（human papilloma virus，HPV）是宫颈癌的一个重要危险因素，国际癌症研究机构（International Agency for Research on Cancer，IARC）已将 12 种 HPV 归类为致癌类型，其中最常见的是 HPV16 和 HPV18。其他危险因素包括多个性伴侣、吸烟、性生活过早、性传播疾病、口服避孕药和免疫抑制等。

考虑到宫颈癌严重危害女性健康，2020 年世界卫生组织（WHO）提出了消除宫颈癌的倡议，旨在将全球宫颈癌每年新发病例人数降至每 10 万名妇女 4 人或以下，从而在 21 世纪内消除这一公共卫生问题。要实现这一目标，需要医疗机构和公众共同努力，提高 HPV 疫苗覆盖率，加强宫颈癌筛查工作力度和早期诊断及治疗，同时加强公众健康教育，提高人们对这一疾病的认知和预防意识。只有通过全方位的预防和控制措施，才能最终战胜这一严重的公共卫生问题。

二、病理特征

宫颈癌主要分为鳞状细胞癌（squamous cell carcinoma，SCC）和腺癌（adenocarcinoma，AC）两种组织学类型。其中，SCC 约占所有宫颈癌的 80%。近年来，随着筛查的普及和治疗手段的进步，SCC 的发病率和死亡率呈现下降趋势，但腺癌的发病率却呈现上升趋势。

1. 鳞状细胞癌

宫颈 SCC 分为 HPV 相关性 SCC 和 HPV 非相关性 SCC，两者在形态学上无法区别。HPV 相关性 SCC 占总 SCC 的 90% ~ 95%［免疫组织化学（简称免疫组化）染色 P16 阳性，HPV 核酸检测阳性］；HPV 非相关性 SCC 占总 SCC 的 5% ~ 10%（免疫组化染色 P16 及 HPV 核酸检测均为阴性）。一般认为，HPV 非相关性 SCC 不存在上皮内瘤变这一癌前病变，因此在浸润癌边缘存在高级别上皮内瘤变时可推断为 HPV 相关性 SCC。这些特征有助于更好地区分宫颈癌中的不同类型，并对临床诊断和治疗提供指导。

2. 腺癌

根据组织学分型，宫颈腺癌可分为普通型腺癌（约占全部宫颈腺癌的 90%）、黏液型腺癌（约占全部宫颈腺癌的 10%），其中黏液型腺癌又被细分为胃型、肠型、印戒细胞型和非特指型。2020 年，WHO 指南将宫颈腺癌分为 HPV 相关性腺癌和 HPV 非相关性腺癌，其中 HPV 相关性腺癌中最常见的 HPV 亚型为 16 型、18 型和 45 型。病理上 HPV 相关性宫颈腺癌根据浸润方式不同可分为无毁损性间质浸润型、局灶性或早期毁损性间质浸润型和弥漫毁损性浸润型。

3. 其他类型

除上述两种常见类型外，宫颈癌还存在一些少见类型，如腺鳞癌、腺样基底细胞癌、绒毛状管状腺癌、内膜样癌等上皮性癌、神经内分泌肿瘤和间叶性肿瘤等。

三、临床表现及分期

1. 症状

宫颈癌前病变和宫颈癌早期可以没有任何症状，随着病变严重程度的增加，会出现阴道流血，常表现为接触性阴道出血，晚期宫颈癌还可出现阴道大量出血。多数患者有白色或血性、水样，甚至米汤样阴道排液。晚期患者根据癌症累及范围不同可出现不同的继发症状，如尿频、尿急、便秘、下肢肿痛等。癌肿压迫或累及输尿管时，可引起输尿管梗阻、肾盂积水及尿毒症；晚期可有贫血、恶病质等全身衰竭症状。

2. 专科查体

微小浸润癌可无明显病灶，子宫颈呈光滑或糜烂样改变。随着病情发展，可出现不同体征。外生型子宫颈癌可见息肉状、菜花状赘生物，常伴感染，质脆，易出血；内生型则表现为子宫颈肥大、质硬、宫颈管膨大；晚期癌组织坏死脱落，形成溃疡或空洞伴恶臭。如果阴道受侵可发现阴道穹窿或阴道壁肿瘤。宫旁受累患者妇科检查三合诊可发现宫旁组织增厚；晚期患者可能在腹股沟或锁骨上区域扪及增大的淋巴结。

3. FIGO 分期

目前，临床采用的是根据 2018 年国际妇产科联合会（The International Federation of Gynecology and Obstetrics，FIGO）会议修订的宫颈癌临床分期标准（表 1-1）。这个版本相对于上一版进行了较大的改动。首先，考虑到评估浸润宽度时可能会受到人为因素的影响，因此在 I A 期的诊断中，不再考虑水平间质浸润的宽度，仅基于间质浸润的深度来区分 I A1 期和 I A2 期。其次，对于 I B 期的亚分期进行了细化，由原来的 2 个亚分期增加到 3 个亚分期，这样更有利于选择术后辅助治疗、进行预后评估。最后一个重要的变化是将淋巴结转移纳入分期系统，并将其定义为 Ⅲ C 期。

表 1-1　宫颈癌 FIGO 分期（2018 版）

分期	描述
Ⅰ 期	肿瘤严格局限于宫颈（扩展至宫体将被忽略）
Ⅰ A 期	仅能在显微镜下诊断的浸润癌，所测量的最大浸润深度 ≤ 5.0 mm 的浸润癌
Ⅰ A1 期	所测量间质浸润深度 < 3.0 mm
Ⅰ A2 期	所测量间质浸润深度 ≥ 3.0 mm 而 ≤ 5.0 mm
Ⅰ B 期	所测量的最大浸润深度 > 5.0 mm 的浸润癌（病变范围超过 Ⅰ A 期），病变局限于宫颈

续表

分期	描述
ⅠB1 期	间质浸润深度＞5.0 mm 而最大径线≤2.0 cm 的浸润癌
ⅠB2 期	最大径线＞2.0 cm 而≤4.0 cm 的浸润癌
ⅠB3 期	最大径线＞4.0 cm 的浸润癌
Ⅱ期	宫颈肿瘤侵犯超出子宫，但未达盆壁且未达阴道下 1/3
ⅡA 期	肿瘤侵犯限于阴道上 2/3，无宫旁浸润
ⅡA1 期	最大径线≤4 cm 的浸润癌
ⅡA2 期	最大径线＞4.0 cm 的浸润癌
ⅡB 期	肿瘤侵犯限于阴道上 2/3，有宫旁浸润，但未扩展至盆壁
Ⅲ期	肿瘤扩展到骨盆壁和（或）累及阴道下 1/3 和（或）导致肾盂积水或肾无功能者和（或）侵犯盆腔和（或）腹主动脉旁淋巴结
ⅢA 期	肿瘤累及阴道下 1/3，没有扩展到骨盆壁
ⅢB 期	肿瘤扩展到骨盆壁和（或）引起肾盂积水或肾无功能
ⅢC 期	侵犯盆腔和（或）腹主动脉旁淋巴结（包括微转移），无论肿瘤大小和范围（需标注 r 或 p，r 表示影像诊断，p 表示病理诊断）
ⅢC1 期	仅有盆腔淋巴结转移
ⅢC2 期	腹主动脉旁淋巴结转移
Ⅳ期	肿瘤侵犯膀胱或直肠黏膜（病理证实）或肿瘤播散超出真骨盆（出现泡状水肿者不能诊断为Ⅳ期）
ⅣA 期	肿瘤侵犯膀胱或直肠黏膜
ⅣB 期	肿瘤播散至远处器官

四、治疗方法及预后

1. 宫颈显微镜下浸润癌

对于ⅠA 期（宫颈显微镜下浸润癌），由于肿瘤的测量需要在显微镜下观察，取活检标本无法完全包含病变范围。因此，正确诊断需要进行宫颈锥切术，对阴性切缘的锥切标本进行详细的病理检查。

对于ⅠA1 期，无淋巴脉管间隙浸润者，行筋膜外子宫切除术。由于ⅠA1 期宫颈癌患者的淋巴结转移率低于 1%，因此目前认为不需要进行淋巴结切除术。如果有淋巴脉管间隙受侵，按ⅠA2 期处理。

对于ⅠA2 期，宫颈癌的淋巴结转移率为 3%～5%，患者可以进行广泛子宫切除

4

术（Ⅱ型改良根治性子宫切除术）加盆腔淋巴结切除术或前哨淋巴结活检术。

对于有保留生育功能要求的年轻患者，ⅠA1期无淋巴脉管间隙浸润者可以选择宫颈锥切术（至少3 mm阴性切缘）；ⅠA1期有淋巴脉管间隙浸润者和ⅠA2期可行宫颈锥切术加盆腔淋巴结切除术或前哨淋巴结活检术，或和ⅠB1期处理相同；一般推荐ⅠB1期行广泛性子宫颈切除术及盆腔淋巴结切除术或考虑前哨淋巴结活检，但若经腹或腹腔镜途径手术，手术指征也可扩展至ⅠB2期。

2. 宫颈浸润癌

对于ⅠB1、ⅠB2、ⅡA1期的宫颈浸润癌，可以进行手术或放射治疗（简称放疗）。手术方式为Ⅲ型根治性子宫切除术和盆腔淋巴结切除术或前哨淋巴结活检术，可在需要时辅以腹主动脉淋巴结取样。术后可根据需要进行辅助治疗，参考下面"3. 放射治疗"方案。

对于ⅠB3、ⅡA2期的宫颈浸润癌，可选择以下治疗方法：①同步放化疗。②根治性子宫切除术及盆腔淋巴清扫、腹主动脉淋巴结清除术，术后根据个体情况选择辅助治疗。③新辅助化疗后手术。④同步放化疗后辅助子宫切除术。其中，同步放化疗是首选治疗方法。根据2018年FIGO指南推荐，局部晚期宫颈癌的治疗还可以选择新辅助化疗后进行根治性子宫切除术及淋巴结切除术。关于新辅助化疗后手术对宫颈癌患者预后的影响，目前学术界仍存在争议。通常建议在临床试验中或者在缺乏放疗条件的地区，特别是对于放疗相对不敏感的病理类型（例如腺癌），可以考虑采用新辅助化疗后手术的治疗方案。

对于宫颈癌ⅠB期的患者，总体5年生存率为80%～90%，然而，具有高危因素如直径大于4 cm、有淋巴结转移、宫旁受侵和（或）切缘阳性的患者，其5年生存率仅为40%～70%。对于早期初治宫颈癌患者的治疗选择，应考虑到具有高危因素的患者可能更适合放化疗。目前认为局部晚期患者的标准治疗仍然是同步放化疗。

对于ⅡB-ⅣA期的宫颈癌患者，主要采用同步放化疗为主的治疗方案（详见"3. 放射治疗"）。对于ⅣB期的患者，主要以系统治疗为主，辅以支持治疗，部分患者可采取联合局部手术或个体化放疗的方案。

3. 放射治疗

放疗适用于各期宫颈癌。放疗包括体外照射、近距离放疗或二者联合应用。研究表明，同步放化疗相比单纯放疗可以提高疗效，降低复发风险。对于早期宫颈癌患者，如果术后病理学检查发现高危因素（如切缘不净、宫旁受侵、淋巴结转移等）

或中危因素［如肿瘤大、深部间质受侵和（或）脉管间隙受侵等］，需进行术后辅助放疗。放疗后的患者可能会出现不同的近期和远期并发症，包括感染、阴道炎、外阴炎、皮肤反应、骨髓抑制、胃肠道反应、直肠反应、膀胱反应和机械损伤等。

4. 化疗及免疫治疗

化疗在宫颈癌治疗中的作用越来越受重视，主要用于与放疗联合进行放疗增敏，即同步放化疗。此外，还包括术前的新辅助化疗以及晚期转移、复发患者的姑息治疗等。常用的有效药物包括顺铂、卡铂、紫杉醇、拓扑替康等，多采用静脉联合化疗，也可用动脉局部灌注化疗。靶向药物主要有贝伐珠单抗，常与化疗联合应用。方案如顺铂/紫杉醇/贝伐珠单抗、顺铂/紫杉醇、拓扑替康/紫杉醇/贝伐珠单抗、卡铂/紫杉醇等。

自 2018 年起，美国国立综合癌症网络（National Comprehensive Cancer Network，NCCN）指南在宫颈癌一线治疗失败后的二线治疗中，首先推荐帕博利珠单抗用于 PD-L1 阳性或微卫星高度不稳定/错配修复功能缺陷的肿瘤。研究显示，帕博利珠单抗在二线治疗中的客观缓解率为 14.3%，完全缓解率为 2.6%，且 91% 的患者缓解时间超过半年。此外，也有研究证实，在一线治疗的 PD-L1 阳性宫颈癌患者中，帕博利珠单抗联合化疗 ± 贝伐珠单抗相比化疗 ± 贝伐珠单抗，降低了患者的死亡风险，显著延长了总生存时间和无进展生存时间。基于这些结果，美国食品药物管理局批准了帕博利珠单抗 + 化疗 ± 贝伐珠单抗作为一线治疗用于 PD-L1 阳性（综合阳性评分 ≥ 1）的复发或转移性宫颈癌患者。对于二线化疗，常用药物包括多西他赛、氟尿嘧啶、异环磷酰胺、丝裂霉素、伊立替康、培美曲塞、长春新碱、雷替曲塞等。

目前，免疫检查点抑制剂联合靶向药物、化疗或放疗的研究正在临床试验中，联合使用这些药物仍需要更多的临床研究数据支持。鼓励复发性和转移性宫颈癌患者积极参与相关临床试验。

第二节　子宫内膜癌概述

一、流行病学特征

子宫内膜癌是女性第六大常见癌症，2022 年全球新诊断子宫内膜癌 42.02 万例，死亡病例约为 9.77 万例。女性患子宫内膜癌的终生风险约为 3%，中位诊断年龄为 61 岁。在过去 20 年里，我国子宫内膜癌的发病率持续上升且发病年龄呈现年轻化趋势。作为仅次于宫颈癌的第二常见妇科恶性肿瘤，子宫内膜癌占妇科恶性肿瘤的 20% ~ 30%。在一些发达城市和国家，子宫内膜癌是最常见的妇科恶性肿瘤。

大约 3% 的子宫内膜癌发生在患有林奇综合征（Lynch syndrome，LS）的女性中，这是一种常染色体显性遗传病。林奇综合征通常由错配修复 MMR 蛋白（包括 MLH1、MSH2、MSH6 或 PMS2）或上皮细胞黏附分子（EPCAM，MSH2 的调控因子）的生殖系突变引起。林奇综合征患者一生中罹患多种癌症的风险增加，包括结直肠癌、子宫内膜癌、卵巢癌和胃癌。在林奇综合征中，结直肠癌和子宫内膜癌最为常见，发生率大致相当（范围为 40% ~ 60%）。妇科肿瘤学会发布了一项临床实践声明，建议对所有新诊断的子宫内膜癌患者进行系统性筛查，以检测是否存在林奇综合征。如果采用免疫组织化学分析来检测 MMR 蛋白表达缺失，可以注意到部分子宫内膜癌的 MLH1 表达缺失是由散发性启动子甲基化引起的。因此，应对所有 MLH1 表达缺失的肿瘤进行 MLH1 甲基化分析，以确定这种缺失是否由生殖系突变引起。

二、病理特征

根据发病机制和生物学行为特点，子宫内膜癌可分为两大类。①雌激素依赖型（Ⅰ型）：这是最常见的子宫内膜癌类型，与雌激素的长期刺激有关。这类癌症通常与子宫内膜的过度增生有关，可能发展成癌症。Ⅰ型子宫内膜癌的病理类型以子宫内膜样癌为主，预后相对较好。②非雌激素依赖型（Ⅱ型）：这类癌症与雌激素的关系不明确，可能与遗传因素、其他激素或生长因子有关。Ⅱ型子宫内膜癌的病理类型包括浆液性癌、透明细胞癌等，通常预后较差。下面简要介绍一下子宫内膜癌的几种类型。

1. 子宫内膜样腺癌

子宫内膜样腺癌是子宫内膜癌最常见的组织类型，占子宫内膜癌的 80% ~ 90%。子宫内膜样腺癌的组织学分级主要根据肿瘤实体区域的比例来划分：1 级，实体生长区域 ≤ 5%；2 级，实体生长区域占 6% ~ 50%；3 级，实体生长区域 > 50%。最近，FIGO 提出了一个有关子宫内膜样腺癌的两级分级方案，将组织学分级 1 级和 2 级的内膜样腺癌归类为低级别内膜样腺癌，3 级内膜样腺癌被归类为高级别内膜样腺癌。子宫内膜样腺癌免疫组织化学的典型表现为雌激素受体（estrogen receptor，ER）或孕激素受体（progesterone receptor，PR）弥漫性强阳性、P16 斑片状阳性和 P53 野生型表达。

2. 透明细胞癌

子宫内膜透明细胞癌占全部子宫内膜癌的比例不足 5%，该肿瘤超过 50% 细胞的胞质内充满黏液，多呈实性片状、腺管样或乳头状排列，核呈异型性。恶性程度高，易发生早期转移。

3. 浆液性癌

子宫内膜浆液性癌占子宫内膜癌的 1% ~ 9%，可呈复杂的乳头状或腺体结构，伴有弥漫而明显的多形性核。浆液性癌通常伴有 P16 强阳性表达及 *TP53* 基因突变。恶性程度高，易发生深肌层浸润和腹腔播散，以及淋巴结和远处转移，无明显肌层浸润时也可发生腹腔播散，预后差。

4. 未分化癌和去分化癌

子宫内膜未分化癌是一种罕见的恶性上皮肿瘤，具有高度侵袭性，其分化方向不明显，肿瘤细胞缺乏黏附性，大小相对一致，层叠排列，没有明显的巢状或小梁结构，也没有腺体结构。子宫内膜去分化癌由未分化癌和 1 级或 2 级子宫内膜样腺癌混合构成。分化型子宫内膜样成分通常位于子宫腔表面，而未分化癌成分则生长在其下方。高度恶性成分的存在决定了未分化癌患者的预后较差。在免疫组织化学中，未分化癌仅有少许的肿瘤细胞显示出上皮分化，上皮膜抗原通常呈局灶表达，细胞角蛋白（cytokeratin，CK）不会呈弥漫强染色，不表达 ER、PR 和配对盒基因 8（paired box 8，PAX 8）。

5. 子宫内膜混合型腺癌

子宫内膜混合型腺癌指混合了两种或更多病理类型的子宫内膜癌，并且其中至少有一种是子宫内膜样腺癌，只要存在任何比例的混合，就可以诊断为混合型癌。最常见的混合型癌是子宫内膜样腺癌和浆液性癌的混合，其次是子宫内膜样腺癌和透明细胞癌的混合。

在 2020 年的 WHO 分类中，内膜癌新增了四种"其他类型"：中肾管腺癌、中肾管样腺癌、非特异性鳞状细胞癌和胃肠型黏液癌。其中，中肾管腺癌和中肾管样腺癌通常呈现出多种组织学形态，以带有腔内嗜酸性胶体样物质的小腺体和小管为主，免疫组织化学结果通常为 ER 和 PR 阴性表达，P53 野生型表达，GATA3 弥漫表达，CD10 呈现腔面特征性阳性染色；目前的观点倾向于认为这两种类型的肿瘤具有更高的侵袭性。非特异性鳞状细胞癌由分化的鳞状细胞组成，诊断时需要排除低分化内膜样癌。而内膜原发性的胃（胃肠道）型黏液癌具有黏液性胃 / 胃肠道特征，可能会出现特征性的杯状细胞。

三、临床表现

1. 症状

子宫内膜癌主要发生于绝经后妇女，占患者的 70% ~ 75%，平均年龄约为 55 岁。最常见的临床表现为阴道出血，尤其是绝经后阴道出血。另外，月经紊乱也是子宫内膜癌的常见表现，约有 20% 的患者处于围绝经期，可表现为月经周期不规则、月经量减少或不规则阴道出血。子宫内膜癌的另一常见表现为阴道分泌物异常，早期可能为少量浆液性或血性分泌物，随病情进展可能出现脓血样分泌物。子宫内膜癌还可能会引起下腹隐痛不适，可能由宫腔积脓或积液引起，晚期还可出现下肢或腰骶部疼痛。部分子宫内膜癌患者还可能出现贫血、消瘦、发热和恶病质等全身症状。

2. 体征

子宫内膜癌早期，大多数患者没有明显的阳性体征。但是由于部分患者合并有糖尿病、高血压或心血管疾病，因此在一般查体时应关注相关系统的体征。

专科检查时应进行妇科三合诊检查。早期患者的盆腔检查可无异常发现，有些患者的子宫质地可能稍软。晚期可有子宫增大，合并宫腔积脓时可有明显压痛，宫颈管内偶有癌组织脱出，触之易出血。癌灶浸润周围组织时，子宫位置常固定，并可在宫旁扪及不规则结节状肿物。此外，查体时应注意患者是否因长期失血而出现贫血的表现，触诊时要仔细检查锁骨上、颈部和腹股沟淋巴结是否增大，若有淋巴结增大，则可能提示有远处淋巴结转移。

3. FIGO 分期

目前子宫内膜癌采用的是 2023 版 FIGO 分期（表 1-2），该分期适用于子宫体癌和子宫癌肉瘤（子宫癌肉瘤将在第四节介绍）。

表 1-2　子宫内膜癌 FIGO 分期（2023 版）

分 期	描 述
Ⅰ期	肿瘤局限于子宫并预后良好
ⅠA 期	肿瘤局限于子宫内膜，或非侵袭性组织学类型及浸润深度 < 1/2 子宫肌层，无或局灶性淋巴脉管间隙浸润（lymph-vascular space invasion，LVSI）
ⅠA1 期	非侵袭性组织学类型局限于子宫内膜息肉或局限于子宫内膜
ⅠA2 期	非侵袭性组织学类型，浸润深度 < 1/2 子宫肌层，无或局灶性 LVSI
ⅠA3 期	同时存在于子宫和卵巢的低级别子宫内膜样癌

续表

分期	描述
Ⅰ B 期	非侵袭性组织学类型，浸润深度 ≥ 1/2 子宫肌层，无或局灶性 LVSI
Ⅰ C 期	侵袭性组织学类型局限于内膜息肉或内膜
Ⅱ 期	肿瘤侵犯宫颈间质但无子宫体外扩散，或广泛 LVSI，或侵袭性组织类型侵犯子宫肌层
Ⅱ A 期	非侵袭性组织学类型浸润宫颈间质但无子宫体外扩散
Ⅱ B 期	非侵袭性组织学类型出现广泛 LVSI
Ⅱ C 期	侵袭性组织学类型伴有子宫肌层受累
Ⅲ 期	任何的组织学类型伴有局限的或区域性扩散
Ⅲ A 期	肿瘤直接扩展或转移侵犯子宫浆膜和（或）附件
Ⅲ A1 期	扩散到卵巢或输卵管（除外符合 Ⅰ A3 标准）
Ⅲ A2 期	累及子宫浆膜下或通过子宫浆膜向外播散
Ⅲ B 期	转移或直接扩散到阴道和（或）宫旁，或盆腔腹膜
Ⅲ B1 期	转移或直接扩散到阴道和（或）宫旁
Ⅲ B2 期	转移或直接扩散到盆腔腹膜
Ⅲ C 期	转移至盆腔和（或）腹主动脉旁淋巴结
Ⅲ C1 期	盆腔淋巴结转移
Ⅲ C1 i 微转移	
Ⅲ C1 ii 宏转移	
Ⅲ C2 期	腹主动脉旁淋巴结转移，伴或不伴盆腔淋巴结转移
Ⅲ C2 i 微转移	
Ⅲ C2 ii 宏转移	
Ⅳ 期	肿瘤侵犯膀胱和（或）直肠黏膜，和（或）远处转移
Ⅳ A 期	肿瘤侵犯膀胱和（或）直肠黏膜
Ⅳ B 期	肿瘤转移到腹腔腹膜和（或）盆腔外腹腔内转移
Ⅳ C 期	远处转移，包括腹股沟淋巴结转移等、肺、肝、脑或骨转移

四、治疗方法及预后

子宫内膜癌的治疗以手术治疗为主，辅以放疗、化疗和激素治疗等综合治疗。应根据病理诊断、病变组织学类型，以及患者的年龄、全身状况、有无生育要求、有无手术禁忌证、有无内科并发症等综合评估后制订治疗方案。手术是子宫内膜癌的主要治疗手段，除不能耐受手术或晚期无法手术的患者外，其余都应进行全面的分期手术。对于伴有严重内科并发症、高龄等不宜手术的各期子宫内膜癌患者，可采用放疗和药物治疗。

1. 手术治疗

子宫内膜癌手术的主要原则包括：①入腹后电凝或钳夹双侧子宫角处输卵管峡部，避免术中操作造成肿瘤细胞扩散。②全面探查腹膜、膈肌、浆膜面等部位，取可疑部位进行活检。③建议进行腹水或盆腔冲洗液细胞学检查。④对病变局限于子宫体者，基本术式为筋膜外全子宫＋双附件切除，但对年轻、无高危因素者，可考虑保留卵巢；对于伴有高危因素者，应同时行盆腔和腹主动脉旁淋巴结切除，也可考虑前哨淋巴结活检。对于病变侵犯宫颈间质者，应行改良广泛性子宫切除、双侧附件切除及盆腔和腹主动脉旁淋巴结切除。⑤手术可采用腹腔镜或机器人等微创方式，但应避免粉碎或分块取出子宫。⑥浆液性癌、透明细胞癌和癌肉瘤患者需进行大网膜活检或切除。

切除子宫后，应进行子宫剖视检查，并在必要时行冰冻切片病理检查。术中取下子宫后，应首先对子宫进行剖视，并在手术记录中明确记录肿瘤的大小、部位（子宫底部或子宫下段/子宫颈）、肌层浸润深度（占整个肌层的比例），并评估宫颈峡部和双侧附件是否受累。

怀疑肿瘤扩散到子宫外时，应根据病变的范围和可切除性采取不同治疗策略。若病变已超出子宫但局限于腹腔内（如腹水细胞学阳性，大网膜、淋巴结、卵巢、腹膜转移），应进行肿瘤细胞减灭术，包括子宫＋双附件切除，力求切除肉眼可见的肿瘤，并尽量达到无肉眼残存肿瘤的目标。对于无法手术切除的、局限在盆腔内（如转移至直肠、膀胱、结肠、宫旁、淋巴结）的病变，可考虑行外照射治疗和（或）近距离放疗，并根据治疗效果再次评估是否可以进行手术治疗。若病变超出腹腔或转移到肝脏，可进行化疗和（或）外照射治疗、激素治疗，并考虑行姑息性子宫＋双附件切除术。

对于Ⅱ型子宫内膜癌［包括浆液性腺癌、透明细胞癌等和癌肉瘤：（虽然其分类尚无确切定论，但其治疗按照Ⅱ型子宫内膜癌进行）］，其治疗应遵循卵巢癌的手术原则和方式。除了进行腹水细胞学检查、行全子宫双附件切除术以及盆腔淋巴结和腹主动脉旁淋巴结切除术外，还应进行大网膜切除术和腹膜多点活检。对于晚期病例，应先进行肿瘤细胞减灭术，再根据术后病理结果明确手术病理分期，并根据需要考虑辅助治疗，如系统治疗、放疗等。若病变无法通过手术切除，可先行单纯化疗、外照射治疗和（或）近距离放疗，并在治疗后再次评估是否可以进行手术治疗。

2. 放射治疗

放疗在子宫内膜癌中常为术后患者的辅助治疗手段。此外，对于不能行手术的子宫内膜癌患者可行根治性放疗，包括体外放疗联合近距离放疗。

（1）体外放疗

体外放疗的照射野除了针对原发肿瘤和盆腔内实体肿瘤转移的部位，还要包括髂总、髂外、髂内及闭孔淋巴结引流区、宫旁及上段阴道和阴道旁组织，对于宫颈受累者照射野还应包括骶前淋巴结区。对于有腹主动脉旁淋巴结受累者应行延伸野照射，包括髂总和腹主动旁淋巴结区域，延伸野的上界取决于具体的临床情况，至少达到肾血管水平。

（2）近距离放疗

对于传统子宫内膜癌的腔内治疗，目前还没有公认的标准剂量参照点。常见的参照点包括子宫内膜受量、子宫体肌层（内膜下 5 mm、10 mm 或通过 A 点与子宫中轴平行线的点）受量。临床上应根据肿瘤的实际情况来确定放疗剂量，治疗靶区应包括整个子宫体、子宫颈和阴道上段。2015 年，美国近距离放射治疗协会提出了基于计算机断层扫描（computed tomography，CT）成像或磁共振（magnetic resonance，MR）成像引导下的子宫内膜癌根治性放疗靶区定义，其中肿瘤区主要指 T_2WI 中可见的病灶范围，临床靶区包括 MR 或 CT 成像上的整个子宫体、子宫颈和阴道上段部分，同时需要考虑乙状结肠、直肠、膀胱、小肠及未累及的阴道部分作为高危器官。

3. 子宫内膜癌的预后

子宫内膜癌的预后受多种因素的影响，其中最重要的是 FIGO 分期。FIGO 分期早期患者的预后较好，而晚期患者的预后较差。其他影响预后的因素还包括肿瘤的分级、淋巴结转移、肌层侵犯深度、肿瘤的分化程度等，有鳞状细胞成分的恶性肿瘤和Ⅱ型子宫内膜癌的预后也较差。早发现、早治疗和全面的分期手术对于改善预后至关重要。

第三节 卵巢癌概述

一、流行病学特征

2022 年，全球新诊断卵巢癌 32.44 万例，死亡约 20.68 万例。在中国，卵巢癌的发病率居女性生殖系统肿瘤的第三位，仅次于宫颈癌和子宫内膜癌，而卵巢癌的病死率则居女性生殖系统恶性肿瘤之首。卵巢恶性肿瘤有多种组织类型，其中上皮性卵巢癌占卵巢恶性肿瘤的 90%，其次是恶性生殖细胞肿瘤和卵巢性索间质肿瘤。此外，还有一些来自其他器官和组织的转移性肿瘤，称为卵巢转移性肿瘤或卵巢继发性肿瘤，占卵巢肿瘤的 5% ～ 10%，最常见的是库肯勃瘤。

二、病理特征

原发性卵巢癌主要分为上皮性卵巢癌、生殖细胞肿瘤和卵巢性索间质肿瘤三大类。上皮性卵巢癌多见于绝经后的女性，而恶性生殖细胞肿瘤则较常见于儿童和青春期女性。上皮性卵巢癌是最常见的类型，占原发性卵巢恶性肿瘤的 85% ～ 90%。卵巢性索间质肿瘤占 5% ～ 8%，生殖细胞肿瘤占 2% ～ 3%。

在上皮性卵巢癌中，高级别浆液性卵巢癌（high grade serous ovarian cancer，HGSC）约占 70%，子宫内膜样癌约占 10%，透明细胞癌约占 10%，黏液性癌约占 3%，低级别浆液性卵巢癌（low grade serous ovarian cancer，LGSC）占比小于 5%。许多 LGSC 中常伴有交界性浆液性肿瘤 / 非典型增殖性浆液性肿瘤成分。与 HGSC 相比，LGSC 很少出现坏死，常出现砂粒体，核分裂活性较低。HGSC 通常由实性细胞团块组成，内部有裂隙状腔隙。

卵巢生殖细胞肿瘤为来源于原始生殖细胞的一组肿瘤，主要包括卵黄囊瘤、无性细胞瘤和畸胎瘤，除成熟畸胎瘤等少数组织类型外，大多类型为恶性肿瘤。卵巢性索间质肿瘤来源于性腺中的性索和间质组织，由性索演化形成的肿瘤为颗粒细胞瘤或支持细胞瘤，由间质演化形成的肿瘤为卵泡膜细胞瘤或间质细胞瘤。肿瘤可以由单一细胞构成，也可以由不同细胞混合构成。

三、临床表现及分期

1. 临床症状及体征

上皮性卵巢癌常发生于绝经后女性。由于卵巢位于盆腔深处，卵巢癌的早期症状不明显，因此大约有 2/3 的上皮性卵巢癌患者在确诊时已经处于晚期。卵巢癌晚期患者常出现下腹不适、腹胀、食欲下降等症状。部分患者可能在短时间内腹围急剧增大，伴有乏力、消瘦等表现。肿物的压迫还可能导致大小便次数增多。若有胸腔积液，则可能出现气短、难以平卧等症状。

卵巢生殖细胞肿瘤多见于年轻女性，其临床表现与上皮癌有所不同。早期即出现明显症状，除了腹部包块和腹胀，部分患者可能因肿物内出血或坏死感染而出现发热，或因肿物扭转或破裂而出现急腹症的症状，60% ~ 70% 的患者在就诊时仍处于早期阶段。

卵巢性索间质肿瘤的表现因类型不同而异，此类肿瘤常有内分泌功能，可能出现雌激素增多、假性性早熟、男性化表现或下腹疼痛等症状。

2. FIGO 分期

卵巢癌 FIGO 病理分期系统在 2023 年进行了更新，具体内容如表 1-3 所示。

表 1-3　卵巢癌 FIGO 分期（2023 版）

分期	描述
Ⅰ期	肿瘤局限于卵巢 / 输卵管
Ⅰ A 期	肿瘤局限在一侧卵巢（包膜完整）/ 输卵管、卵巢和输卵管表面无肿瘤；腹水或腹腔冲洗液无肿瘤细胞
Ⅰ B 期	肿瘤局限在双侧卵巢（包膜完整）/ 输卵管；卵巢和输卵管表面无肿瘤；腹水或腹腔冲洗液无肿瘤细胞
Ⅰ C 期	肿瘤局限在一侧或双侧卵巢 / 输卵管，并合并以下情况之一
Ⅰ C1 期	术中肿瘤包膜破裂
Ⅰ C2 期	术前肿瘤包膜已破裂或肿瘤位于卵巢和输卵管表面
Ⅰ C3 期	腹水或腹腔冲洗液有恶性肿瘤细胞
Ⅱ期	肿瘤累及一侧或双侧卵巢，有盆腔浸润和（或）种植
Ⅱ A 期	直接浸润和（或）种植到子宫和（或）输卵管，和（或）卵巢
Ⅱ B 期	直接浸润和（或）种植到盆腔其他组织
Ⅲ期	一侧或双侧卵巢（输卵管 / 腹膜癌），经细胞学或组织学证实的盆腔以外的腹膜转移，和（或）腹膜后淋巴结转移

分期	描述
ⅢA 期	腹膜后淋巴结转移，伴或不伴有显微镜下盆腔外腹膜病灶转移
ⅢA1 期	仅腹膜后淋巴结阳性（细胞学或组织学证明）
ⅢA1 i 期	淋巴结转移灶最大径 ≤ 10 mm
ⅢA1 ii 期	淋巴结转移灶最大径 > 10 mm
ⅢA2 期	显微镜下盆腔外腹膜受累，伴或不伴腹膜后淋巴结转移
ⅢB 期	肉眼可见的盆腔外腹腔转移，转移灶最大径 ≤ 2 cm，伴 / 不伴有腹膜后淋巴结转移
ⅢC 期	肉眼可见的盆腔外腹腔转移，转移灶最大径 > 2 cm，伴 / 不伴有腹膜后淋巴结转移
Ⅳ期	远处转移，包括胸腔积液细胞学阳性，肝、脾实质转移，腹腔外器官转移（包括腹股沟淋巴结及腹腔外淋巴结），肠壁受累
ⅣA 期	胸腔积液细胞学阳性
ⅣB 期	肝、脾实质转移，腹腔外器官转移（包括腹股沟淋巴结及腹腔外淋巴结），肠壁受累

四、治疗方法及预后

手术和化疗是卵巢恶性肿瘤治疗的主要方法。尽管少数患者可能通过单纯手术实现治愈，但大部分患者需要接受手术联合化疗等综合治疗。近年来，随着药物治疗的进步，越来越多的分子靶向药物被批准用于卵巢癌的治疗。

1. 手术治疗

手术在卵巢恶性肿瘤的初期治疗中起着关键作用，其目标包括肿瘤切除、确诊、分期、预测预后和指导后续治疗。初次手术可以是全面的分期手术或肿瘤细胞减灭手术。对于早期患者，应进行全面分期手术以明确确切的分期。对于中晚期患者，应进行肿瘤细胞减灭手术。如果术前怀疑恶性肿瘤存在，建议进行开腹手术。

（1）全面分期手术

全面分期手术适用于临床Ⅰ期的卵巢恶性肿瘤患者。全面分期手术的目标是切除肿瘤、进行全面的病理分期，并根据此来评估预后和制订化疗方案。经腹手术应有足够大的腹部正中直切口，对腹腔积液或腹腔冲洗液进行细胞学检查，全面探查腹膜和腹腔脏器表面，活检和（或）切除任何可疑病灶，对正常腹膜随机盲检，全子宫和双附件切除，结肠下网膜切除，选择性盆腔淋巴结切除及腹主动脉旁淋巴结

15

取样，黏液性肿瘤应行阑尾切除。

（2）保留生育功能的手术

对于年轻且希望保留生育功能的ⅠA或ⅠC期上皮性卵巢癌患者，可以考虑行单侧附件切除加全面分期手术，保留健侧附件和子宫。在手术过程中需要进行冰冻病理确诊和临床评估。对于判断为ⅠB期的患者，可以考虑行双侧附件切除加全面分期手术，保留子宫。对于卵巢性索间质肿瘤和交界性肿瘤，可以行单侧附件切除加全面分期手术，保留健侧附件和子宫。对于Ⅰ期的透明细胞癌患者，由于其恶性程度较高，应谨慎保留生育功能。

（3）肿瘤细胞减灭术

肿瘤细胞减灭术适用于术前或术中评估存在卵巢外转移的中晚期患者。肿瘤细胞减灭手术的目的是尽可能切除所有原发灶和转移灶，使残余肿瘤病灶达到最小，必要时可切除部分肠管、膀胱、脾脏等脏器。若最大残余病灶直径小于 1 cm，则被称为满意或理想的肿瘤细胞减灭术，可以减轻肿瘤负担，提高化疗的效果，改善预后。对于经评估无法达到满意肿瘤细胞减灭术的ⅢC、Ⅳ期患者，在获得明确细胞学或组织学诊断后可先行最多3个疗程的新辅助化疗，再行中间型肿瘤细胞减灭术，手术后继续化疗。

（4）腹腔镜探查术

腹腔镜探查术在评估晚期卵巢癌患者治疗方式方面具有优势。首先，它可以放大观察盆腹腔的解剖结构，更好地直视转移灶，为手术计划提供重要依据。其次，对于无法满意切除的患者，腹腔镜探查可以避免进行不必要的开腹减瘤手术。相比于开放手术，腹腔镜探查术对于不适合手术减瘤的患者而言，创伤较小、恢复快，不会延误接受新辅助化疗的时间。然而，目前国内外尚未形成统一的标准来评估腹腔镜探查术的可行性，需要进一步的研究和临床实践来完善相关标准。

（5）再次减瘤术

再次减瘤术适用于完成初次或中间性减瘤术并接受化疗后复发的患者。手术适应证包括铂类敏感复发患者，即一线化疗末次治疗后至复发的间隔时间大于6个月，且预计可以完全切除复发病灶，达到无肉眼残留肿瘤的情况下，可以考虑再次减瘤手术。

（6）辅助性姑息手术

对于接受姑息治疗的晚期卵巢癌患者，如有必要可以进行以下辅助性手术：对于合并胸腔或腹腔积液的患者，可以进行胸腔或腹腔穿刺引流术；对于肿瘤压迫或侵犯输尿管导致肾盂输尿管积水的情况，可以考虑放置输尿管支架或行肾造瘘术；对于肿瘤侵犯肠道导致肠穿孔的情况，可以考虑行近端造瘘术；对于盆底肿瘤压迫或侵犯直肠导致排便困难或直肠阴道瘘的情况，可以考虑结肠造瘘术。

（7）降低风险输卵管 – 卵巢切除术

对于携带 *BRCA1/2* 基因突变的个体，在生育完成后推荐进行降低风险的输卵管 – 卵巢切除术（risk reducing salpingo-oophorectomy，RRSO）。

2. 化疗

卵巢癌的化疗常采用早期、足量、不间断的方法，即在机体能够耐受的情况下，使用足够量的化疗药物，在癌细胞产生耐药之前，尽可能地消灭它们。目前，国内常用的一线化疗方案是使用铂类药物与环磷酰胺或紫杉醇联合治疗。学术界曾认为，在诊断卵巢癌后，应该先进行手术，再进行化疗，但最新的研究结果证实，在明确卵巢癌诊断后，中晚期患者可以先接受有限疗程的化疗，然后再进行手术。因为在卵巢癌被发现时，通常已经是晚期，肿瘤已广泛分布且体积较大，通过手术完全切除肿瘤可能会对邻近的小肠、膀胱等器官造成较大的损伤。如果在手术之前进行化疗，可以显著提高手术切除率，尽可能减少对其他器官的损伤，提高治疗效果，帮助患者更快地康复。然而，术前化疗也需要满足三个条件：首先，腹水细胞学应呈阳性，即确定存在肿瘤细胞；其次，CA-125 水平应较高，对化疗比较敏感；最后，手术完全切除肿瘤的可能性较低。这种化疗通常每 3 周进行 1 次，进行 1 ~ 2 个疗程即可。

3. 靶向治疗

（1）聚腺苷二磷酸核糖聚合酶（poly ADP-ribose polymerase，PARP）抑制剂

奥拉帕利是第一个获批用于临床治疗的 PARP 抑制剂。它适用于经过一线化疗有效治疗后的晚期卵巢癌患者，尤其是那些携带 *BRCA1/2* 基因突变的患者，可以用来进行维持治疗。此外，在铂敏感复发的卵巢癌患者中，经过有效的化疗后，也可以考虑使用奥拉帕利进行维持治疗。尼拉帕利是另一种口服 PARP 抑制剂。目前，它已获批用于卵巢癌一线化疗或铂敏感复发化疗后达到完全缓解或部分缓解的患者进行维持治疗。与奥拉帕利不同的是，尼拉帕利在选择患者时不考虑其 *BRCA1/2* 基因突变的状态。

（2）抗血管生成药物

贝伐珠单抗作为一种抗血管生成药物，在卵巢癌的一线治疗、铂敏感复发和铂耐药复发的治疗中显示出一定的效果。贝伐珠单抗可以与化疗同时应用，也可以在化疗结束后作为单药维持治疗。与单纯化疗相比，化疗联合贝伐珠单抗可以延长患

者的无进展生存时间。

4. 免疫治疗

免疫治疗在多种实体肿瘤中显示出良好的疗效，包括免疫检查点抑制剂（PD-1/PD-L1 抑制剂）、肿瘤疫苗以及过继性细胞免疫治疗等。目前，已经有多项关于免疫检查点抑制剂应用于铂耐药复发卵巢癌患者中的 I / II 期临床研究，结果显示客观缓解率约为 10%。当与抗血管生成药物或 PARP 抑制剂联合使用时，疗效有所提高，但需要进一步验证，因为这些研究样本较小。

5. 卵巢癌预后

影响卵巢恶性肿瘤患者预后的因素包括年龄、肿瘤分期、组织学类型、分化程度以及术后残留病灶的大小等。然而，由于早期诊断困难和耐药复发的挑战，上皮性卵巢癌的总体预后相对较差。在卵巢癌的一线治疗中，铂类联合紫杉醇化疗的有效率超过 80%，其中有 50% 以上的患者达到完全缓解。然而，即使完全缓解的患者，仍有 50% ~ 70% 会发生复发，平均复发时间为 16 ~ 18 个月。早期患者的 5 年生存率约为 90%，II 期患者约为 80%，而 III / IV 期患者的 5 年生存率仅为 30% ~ 40%。大多数患者最终死于肿瘤复发和耐药。PARP 抑制剂的应用有望改善卵巢癌的预后，但需要进一步长期随访数据的证实。卵巢恶性生殖细胞肿瘤的早期存活率可达96%，而晚期和复发患者的存活率约为 60%。约 90% 的复发发生在术后 2 年内，然而复发后的治疗效果仍较好。相比之下，卵巢性索间质肿瘤的恶性程度较低，预后相对较好，患者的 5 年存活率在 90% 以上。

第四节　其他少见妇科恶性肿瘤概述

一、子宫肉瘤

1. 流行病学特征

子宫肉瘤（uterine sarcoma，US）是一种罕见的女性生殖系统恶性肿瘤，具有侵袭性强、预后差的特点。子宫肉瘤确切病因不明，部分学者从组织发生学上认为与胚胎细胞残留和间质细胞化生有关。此外，盆腔放疗史、雌激素的长期刺激可能是发病的危险因素，但还没有明确的证据可以证明以上推断。子宫肉瘤的影像学检查难以准确诊断，许多患者在手术后才被确诊为子宫肉瘤。由于该病罕见且缺乏高水平的临床研究支持，目前尚无最佳治疗方案的共识。

2. 病理特征

子宫肉瘤来源于子宫肌层、肌层内结缔组织和内膜间质，也可继发于子宫平滑肌瘤，其病理类型和治疗选择与预后密切相关。下面是几种常见的类型。

（1）子宫平滑肌肉瘤（leiomyosarcoma of uterus，LMS）

LMS 是一种源自平滑肌的恶性肿瘤，占 US 的 40% ~ 50%。该病的组织学类型包括梭形细胞型、上皮样型和黏液型，其中以梭形细胞型最为常见。梭形细胞型肿瘤细胞呈梭形，排列成束状，细胞核多形性明显，肿瘤细胞坏死也是该类型肿瘤的特征之一。

（2）子宫内膜间质肉瘤（endometrial stromal sarcoma，ESS）

ESS 来自子宫内膜间质细胞，按照核分裂象、血管侵袭及预后情况分为三种类型，包括低级别 ESS、高级别 ESS 两种类型和未分化子宫肉瘤。低级别 ESS 是较为常见的一种子宫间叶源性恶性肿瘤，肿瘤细胞呈类似于增生期子宫内膜间质细胞的形态，浸润性生长并可围绕小血管形成漩涡状结构。高级别 ESS 较为罕见，肿瘤细胞显示高度的多形性和核异型性，核分裂象活跃，肿瘤细胞免疫组织化学染色可见 CyclinD1 的表达。未分化子宫肉瘤恶性度高，其病理特点是肿瘤细胞缺乏特异性分化、多形性明显、核分裂象活跃、浸润性生长和肌层侵犯等，缺乏特异的免疫标志及分子遗传学改变。诊断该类型肿瘤时需要排除其他高度恶性肿瘤如高级别 ESS 和未分化癌。

（3）子宫腺肉瘤（uterine adenosarcoma，UA）

UA 指含有良性腺上皮成分及肉瘤样间叶成分的恶性肿瘤，多见于绝经后妇女，也可见于青春期或育龄期女性。腺肉瘤呈息肉样生长，突入宫腔，较少侵犯肌层。镜下可见被间质挤压呈裂隙状的腺上皮成分，细胞轻度异型，核分裂不活跃。在大多数情况下，腺肉瘤中的肉瘤成分是同源的，表现出子宫内膜间质或平滑肌分化，这种情况下预后相对较好。然而，当腺肉瘤伴肉瘤过度生长，即肿瘤中的间质肉瘤成分显著超过腺体成分，并且出现细胞异质性的增加，甚至出现横纹肌肉瘤等异源性分化时，肿瘤具有高度侵袭性，预后较差。

（4）子宫癌肉瘤（uterine carcinosarcoma，UCS）

UCS 是一种特殊的双相肿瘤，组织学上同时存在癌（上皮组织）和肉瘤（间质组织）成分，其中，癌成分可以是低级别或高级别的子宫内膜癌，而肉瘤成分可以是同源或异源肉瘤。同源肉瘤包括平滑肌肉瘤、纤维肉瘤和子宫内膜间质肉瘤等；而异源肉瘤包括横纹肌肉瘤、软骨肉瘤和骨肉瘤等。30% ~ 40% 的 USC 涉及深肌层和淋巴管的侵犯。过去将 UCS 归类为子宫肉瘤，但随着研究的进展，有分子生物学证据表明子宫癌肉瘤的肿瘤细胞表达上皮 - 间质转化特征，因此，新版 WHO 分类将癌肉瘤视为一种子宫内膜癌。由于目前关于 UCS 的归类还没有统一定论，所以，本书暂将子宫癌肉瘤的相关概念及病例放到子宫肉瘤部分进行介绍。

3. 临床表现及分期

（1）临床症状

子宫肉瘤的临床表现包括阴道不规则流血、盆腔疼痛、腹部包块、压迫症状等。

（2）FIGO 分期

对于子宫肉瘤的分期，过去多采用 1988 年制订的子宫内膜癌的分期系统，但其效果并不理想。因此，在 2009 年，研究者单独制订针对子宫肉瘤的 FIGO 分期系统，该分期系统主要分为两部分，一部分用于 LMS 和 ESS 的分期评价（表 1-4），另一部分用于子宫腺肉瘤的分期评价（表 1-5）。目前，子宫肉瘤仍使用子宫内膜癌分期系统进行分期评价。

表 1-4　LMS 和 ESS 的 FIGO 分期（2009 版）

分期	描述
Ⅰ期	肿瘤局限于子宫体
ⅠA	肿瘤直径＜ 5 cm
ⅠB	肿瘤直径≥ 5 cm
Ⅱ期	肿瘤超出子宫，侵及盆腔
ⅡA	附件受累
ⅡB	子宫外其他盆腔组织受累
Ⅲ期	肿瘤侵及腹腔内组织（不包括子宫肿瘤突入腹腔）
ⅢA	单一病灶
ⅢB	超过 1 个病灶
ⅢC	盆腔淋巴结和（或）腹主动脉旁淋巴结转移
Ⅳ期	
ⅣA	肿瘤侵犯膀胱和（或）直肠
ⅣB	远处转移

表 1-5　子宫腺肉瘤的 FIGO 分期（2009 版）

分期	描述
Ⅰ期	肿瘤局限于子宫体
ⅠA	肿瘤局限于子宫内膜 / 子宫颈内膜，无子宫肌层侵犯
ⅠB	肌层浸润深度 ≤ 1/2
ⅠC	肌层浸润深度 > 1/2
Ⅱ期	肿瘤扩散到子宫体外但局限于盆腔
ⅡA	附件受累
ⅡB	子宫外盆腔组织受累
Ⅲ期	肿瘤侵及腹腔内组织（不包括子宫肿瘤突入腹腔）
ⅢA	一个病灶
ⅢB	一个以上病灶
ⅢC	盆腔淋巴结和（或）腹主动脉旁淋巴结转移
Ⅳ期	
ⅣA	肿瘤侵犯膀胱和（或）直肠
ⅣB	远处转移

4. 治疗方法及预后

子宫肉瘤的治疗原则以手术为主。Ⅰ期和Ⅱ期患者行筋膜外全子宫切除术及双侧附件切除术。强调子宫应完整切除并取出，对于术前怀疑肉瘤者，禁用子宫粉碎器。关于是否行淋巴结切除，目前尚有争议。根据不同的分期和病理类型，术后放化疗可能提高疗效。Ⅲ期及Ⅳ期应考虑手术、放疗和化疗综合治疗。该病预后取决于肉瘤的病理类型、恶性程度、肿瘤分期及有无转移等情况，整体预后较差，5 年生存率为 20% ~ 30%。

二、阴道癌

1. 流行病学特征

原发阴道癌罕见，癌灶严格局限于阴道，无子宫颈癌、外阴癌的临床或组织学证据，5 年内无子宫颈癌、外阴癌病史者才能诊断为原发阴道癌。大部分阴道恶性肿瘤为转移癌，可来自子宫颈、外阴或其他部位肿瘤（如乳腺癌、子宫内膜癌、滋养细胞肿瘤、卵巢癌、淋巴瘤等）。既往阴道癌常见于老年、绝经后女性。年轻女性的阴道恶性肿瘤通常与子宫颈癌有关，尤其与高危型 HPV 持续感染有关。

2. 病理特征

阴道癌常见于阴道壁的上部，鳞癌多位于后壁，腺癌多位于前壁。原发阴道癌 90% 为鳞癌，8% ~ 10% 为腺癌，其他类型如腺鳞癌、黑色素瘤、肉瘤、生殖细胞肿瘤和小细胞神经内分泌癌较为罕见。

3. 临床表现及分期

（1）临床症状

阴道癌常表现为阴道不规则出血和异常分泌物等，早期可有性交困难，晚期可有泌尿系症状（排尿困难）、肠道压迫症状（便秘）、盆腔疼痛，以及其他相关转移症状。

（2）临床分期

阴道癌主要是基于治疗前的体格检查、活检和影像学结果进行临床分期，其常用分期有美国癌症联合委员会（American Joint Committee on Cancer，AJCC）、TNM 及 FIGO 分期。表 1-6 为 2009 年 FIGO 分期与 AJCC 和 TNM 分期的比较。

表 1-6　2009 年 FIGO 分期与 AJCC 和 TNM 分期的比较

AJCC 分期	TNM 分期	FIGO 分期	分期描述
ⅠA	$T_{1a}N_0M_0$	Ⅰ	肿瘤局限于阴道壁，病灶直径 ≤ 2.0 cm（T_{1a}）；未累及邻近淋巴结（N_0）或远处转移（M_0）
ⅠB	$T_{1b}N_0M_0$	Ⅰ	肿瘤局限于阴道壁，病灶直径 > 2.0 cm（T_{1b}）；未累及邻近淋巴结（N_0）或远处转移（M_0）
ⅡA	$T_{2a}N_0M_0$	Ⅱ	病灶穿透阴道壁、未达盆壁，直径 ≤ 2.0 cm（T_{2a}）；未累及邻近淋巴结（N_0）或远处病灶（M_0）
ⅡB	$T_{2b}N_0M_0$	Ⅱ	病灶穿透阴道壁、未达盆壁，直径 > 2.0 cm（T_{2b}）；未累及邻近淋巴结（N_0）或远处病灶（M_0）
Ⅲ	$T_1 \sim T_3$ N_1M_0	Ⅲ	任何大小肿瘤可能累及盆壁，和（或）累及阴道下 1/3，和（或）阻断尿流出道（肾积水），引起肾并发症（T_1 到 T_3），扩散到邻近盆腔或腹股沟区域淋巴结（N_1）但无远处病灶（M_0）
Ⅲ	$T_3N_0M_0$	Ⅲ	肿瘤累及盆壁，和（或）累及阴道下 1/3 和（或）阻断尿流出道，引起肾并发症（T_3）；未扩散到邻近淋巴结（N_0）或远处病灶（M_0）
ⅣA	T 任何 N/ M_0	ⅣA	肿瘤侵犯膀胱或直肠或超出盆腔（T_4）；有或无扩散到盆腔或腹股沟淋巴结（任何 N）；无远处转移（M_0）

AJCC 分期	TNM 分期	FIGO 分期	分期描述
ⅣB	任何 T/N M_1	ⅣB	任何大小的肿瘤扩散到远处器官，如肺或骨（M_1）；有或无侵犯邻近结构或器官（任何 T）；有或无扩散到邻近淋巴结（任何 N）

4. 治疗方法及预后

手术在阴道癌中的应用较为局限，仅适用于 FIGO Ⅰ期、肿瘤病变直径 ≤ 2 cm 且处于上 1/3 阴道者。阴道癌放疗包括外照射和腔内放疗。局限、浅表的病变可进行单纯腔内放疗。病灶直径 > 2 cm 的 FIGO Ⅰ期和 Ⅱ ～ Ⅳ期各期病变应进行外照射，视情况合并腔内放疗。阴道癌患者总体预后较好，治疗前的分期是影响患者预后最重要的因素。

三、其他罕见的类型

除了子宫肉瘤和阴道癌，妇科恶性肿瘤还包括一些罕见类型，例如血管周细胞瘤和横纹肌肉瘤等。

血管周细胞瘤又称血管外皮细胞瘤，是一种罕见的软组织肿瘤，起源于毛细血管壁外的周细胞，多数情况下为单发肿瘤。该病多见于中年患者，无性别差异，好发于下肢、后腹膜和盆腔，也可发生在头颈部、躯干、上肢软组织、内脏及神经系统。由于诊断较为困难，组织病理学检查是确诊的主要依据。手术切除是血管周细胞瘤的首选治疗方法，术后需要进行长期随访，术前放疗可缩小肿瘤体积。术后放疗和辅助化疗的效果尚不明确。

横纹肌肉瘤是一种起源于横纹肌细胞或向横纹肌细胞分化的间叶细胞的恶性肿瘤，在儿童软组织肉瘤中最为常见。横纹肌肉瘤的预后受发病部位的影响，发生在泌尿生殖区的患者预后较好，而发生在四肢及躯干的患者预后较差。目前，联合手术、放疗和化疗的综合治疗方案被广泛采用，对于没有转移的患者，其 5 年生存率接近 80%。

（孙洪赞　李薛鑫　周　欣）

参考文献

［1］谢幸，孔北华，段涛．妇产科学 [M].9 版．北京：人民卫生出版社，2019.

［2］王绿化，朱广迎．肿瘤放射治疗学 [M].2 版．北京：人民卫生出版社，2021.

［3］孙建衡，盛修贵，白萍．妇科肿瘤学 [M].2 版．北京：北京大学医学出版社，2019.

［4］谢幸，马丁，孔北华．中国妇科恶性肿瘤临床实践指南 [M].6 版．北京：人民卫生出版社，2022.

［5］周晖，刘昀昀，罗铭，等．《2024 NCCN 子宫颈癌临床实践指南（第 1 版）》更新解读 [J]．中国实用妇科与产科杂志，2023,39(11): 1119-1121.

［6］谢玲玲，林仲秋．《2024 NCCN 子宫肿瘤临床实践指南（第 1 版）》解读 [J].中国实用妇科与产科杂志，2023,39(11): 1122-1127.

［7］卢淮武，徐冬冬，赵喜博，等．《2024 NCCN 卵巢癌包括输卵管癌及原发性腹膜癌临床实践指南（第 1 版）》解读 [J].中国实用妇科与产科杂志，2024,40(2): 187-197.

［8］饶群仙，杨瑾，林仲秋．《2025 NCCN 阴道癌临床实践指南（第 1 版）》解读 [J].中国实用妇科与产科杂志，2024,40(7): 743-747.

［9］杨斯贻，于晓辉．子宫癌肉瘤的分子机制及临床研究进展 [J].妇产与遗传（电子版），2023,13(2): 29-34.

第二章

PET/CT 和 PET/MR 技术简介

第一节　PET 技术发展历程

正电子发射断层显像（positron emission tomography，PET）是利用正电子核素或其标记的相应显像剂注入人体后，通过示踪原理显示活体生物活动的医学影像技术，常用的正电子核素包括 ^{11}C、^{13}N、^{15}O 和 ^{18}F 等。PET 技术的发展主要涵盖 PET 扫描仪、回旋加速器以及正电子放射性药物（positron radiopharmaceutical）三个方面。

一、正电子的发现

20 世纪 30 年代，美国物理学家 Anderson 通过宇宙射线研究首次发现了正电子，并因此获得了 1936 年的诺贝尔物理学奖。他的发现为正电子在医学影像方面的应用奠定了基础。随着对正电子扫描设备研究的不断深入，1953 年，麻省总医院的 Sweet 和 Brownell 首次使用碘化钠（NaI）检测器定位脑肿瘤，得出了正电子分布图。20 世纪 60 年代后半期，Ter-pogossian、Phelps 和 Hoffman 等科学家设计了正电子平面扫描机，但其检测结果并不理想。直到 1966 年，伽马相机的发明人 Anger 设计了正电子照相机的技术模型并开创了相应的探测方法。然而，当时的正电子探测成像技术仍然停留在二维阶段，制约了其发展。直到 20 世纪 70 年代，计算机断层技术的出现使这项技术迎来了重要进展——Ter-pogossian 和 Phelps 将计算机断层技术与正电子成像研究相结合，改进了正电子扫描的显像质量。1976 年，第一台商品化 PET 成功面市，展示了正电子成像对影像技术发展的重要影响。

二、正电子放射性药物

正电子放射性药物是 PET 显像的核心要素，又称为正电子显像剂（positron imaging agent）、正电子示踪剂（positron tracer）、PET 显像剂（PET imaging agent）等，下面统称为正电子显像剂。正电子显像剂按生理、生化作用分类可分为代谢型显像剂、乏氧显像剂、血流灌注型显像剂、受体型显像剂、离子型显像剂及基因显像剂等。

1. 代谢型显像剂

代谢型显像剂包括葡萄糖代谢、氨基酸代谢、脂肪酸代谢、核酸代谢和磷脂代谢等。

（1）葡萄糖代谢

葡萄糖代谢显像剂主要包括 ^{18}F- 氟脱氧葡萄糖、^{11}C- 葡萄糖、^{11}C- 甲基 -D- 葡萄糖等，其中应用最广泛的正电子显像剂是享有"世纪分子"之称的 ^{18}F- 氟脱氧葡萄糖（^{18}F-fluorodeoxyglucose，^{18}F-FDG）。葡萄糖是人体主要的能量来源，各组织器官都存在葡萄糖代谢。^{18}F-FDG 是一种葡萄糖类似物，其 2 位碳原子上的羟基被 ^{18}F 取代。^{18}F-FDG 经过静脉给药的方式注入体内后，可以像葡萄糖一样自由地进入组织间液，并经葡萄糖转运蛋白转运进入细胞内，然后在己糖激酶（在肝脏为葡萄糖激酶）的作用下，转化为 6- 磷酸 -FDG（FDG-6-P）。由于结构上的差异，FDG-6-P 无法像葡萄糖那样继续进行代谢。此外，FDG-6-P 携带的负电荷使其难以通过细胞膜逆向扩散出细胞。在肿瘤细胞中，由于缺乏葡萄糖 -6- 磷酸酶，所以 FDG-6-P 的去磷酸化过程极为缓慢。这些因素共同作用，导致 FDG-6-P 在肿瘤细胞的细胞质中积累。通过 PET 显像仪探测 ^{18}F 湮灭辐射后发射的高能 γ 光子，再经过计算机的处理，就可以获得反映体内葡萄糖代谢状态和水平的 ^{18}F-FDG 的分布影像。

由于肿瘤组织生长速度快、代谢旺盛、糖酵解速率增高，因此在图像上常表现为 ^{18}F-FDG 摄取异常增高，摄取增高程度与肿瘤病理类型、肿瘤大小和肿瘤所处增殖周期密切相关。

（2）氨基酸代谢

氨基酸作为人体生命活动中的重要物质之一，它在体内主要代谢途径有合成蛋白质，转化成具有特定生物活性的酶、激素等物质，以及经转运、脱氨、脱羧变成二氧化碳、尿素等物质被其他组织利用或被排出体外。恶性肿瘤细胞的增殖速率增加会伴随着氨基酸转运率的增加。对于肿瘤分子显像，肿瘤细胞摄取氨基酸的机制主要反映了氨基酸转运情况而不是参与蛋白质的合成情况。标记氨基酸的核素有 ^{11}C、^{18}F、^{13}N、^{15}O 和 ^{68}Ga，其中常用的核素为 ^{11}C。目前，临床常用的氨基酸 PET 药物有 L-^{11}C- 甲基蛋氨酸（^{11}C-MET）、L-1-[^{11}C]- 亮氨酸、L-^{11}C- 苯丙氨酸和 L-1-[^{11}C]- 蛋氨酸。其中 ^{11}C-MET 具有合成简单、易于自动化标记、成像效果好等优点，已被广泛应用于临床，主要用于不同恶性肿瘤的诊断、鉴别诊断以及放化疗效果的监测。

（3）脂肪酸代谢

脂肪酸是心肌细胞和肿瘤细胞重要的能量代谢来源，心肌脂肪酸代谢正常与否与心肌功能密切相关。^{11}C- 乙酸盐（^{11}C-acetate，^{11}C-AC）是常用的短链脂肪酸代谢显像剂，是三羧酸循环（tricarboxylic acid cycle，TCAC）的直接底物之一。^{11}C-AC 被细胞摄取后，在线粒体内转化成 ^{11}C- 乙酰辅酶 A，再经 TCAC 氧化，变成二氧化碳。^{11}C-AC 的量反映 TCAC 流量，与组织耗氧量成正比，可用于测定组织 TCAC 流量和局部耗氧量，以估算组织细胞的活性和肿瘤的代谢情况。目前，^{11}C-AC 常用于肝、肾和前列腺肿瘤的检查。由于 ^{11}C-AC 不参与脂肪酸的 β- 氧化，因此不能反映 β- 氧化过程和氧化速率。最接近体内天然脂肪酸化学结构的长链脂肪酸代谢显像剂 ^{11}C-棕榈酸（^{11}C-palmitic acid，^{11}C-PA）可以弥补这项不足。

（4）核酸代谢

核酸的合成与代谢情况可以反映细胞分裂、增殖的状况，核酸代谢显像剂可以反映核酸的合成速率，^{18}F- 氟尿嘧啶（^{18}F-fluorouracil，^{18}F-FU）和 ^{11}C- 胸腺嘧啶是常用的核酸代谢显像剂，可被增殖的细胞摄取，掺入 DNA 和 RNA 中。^{18}F-FU 在化疗疗效评价方面具有一定的优势。^{11}C- 胸腺嘧啶常用于评价肿瘤增殖能力。

（5）磷脂代谢

正电子核素标记的胆碱类似物常用来作为反映细胞磷脂代谢的显像剂。胆碱通过转运载体进入细胞后，在胆碱激酶催化下利用 ATP 提供的磷酸形成磷酸胆碱，最后形成胞嘧啶核苷胆碱。磷脂酰胆碱是细胞膜的重要组成成分，相比于正常细胞，恶性肿瘤细胞细胞膜中的胆碱成分增加，同时胆碱本身也参与调节细胞的增殖与分化，因此肿瘤细胞的胆碱类似物摄取增高。常见的正电子核素标记的胆碱类似物有 ^{11}C- 甲基胆碱、^{18}F- 氟代甲基胆碱、^{18}F- 氟代乙基胆碱和 ^{18}F- 氟代丙基胆碱等。

2. 乏氧显像剂

在实体肿瘤的发生、发展过程中，乏氧是一个重要的生物学特征，处于乏氧状态的肿瘤往往提示预后不良。

利用放射性核素标记的乏氧显像剂进行无创活体显像，是评估肿瘤乏氧较为理想的方法。目前使用最多的乏氧显像剂是硝基咪唑类示踪剂，其中最经典的是 ^{18}F-FMISO。它被细胞摄取后，其分子中的硝基（—NO_2）在硝基还原酶的作用下被还原为羟胺基（—NHOH），当氧浓度正常时，该反应可逆，而在乏氧环境中，羟胺基会与细胞内的大分子结合，滞留在胞内。PET 乏氧显像在一定程度上可以代替

常规的 ^{18}F-FDG-PET 检测肿瘤，尤其是那些对 FDG 不敏感的癌种，如恶性胶质瘤、肺癌等，还可以反映肿瘤内部乏氧情况。

3. 血流灌注型显像剂

正常人的生理活动会引起局部血流分布和血容量的变化，因此可以通过血流灌注显像剂来实现部分疾病的诊断。目前，临床上常用的血流灌注显像剂主要包括 ^{15}O- 水、^{15}O- 氧（^{15}O$_2$）、^{11}C- 一氧化碳、^{11}C- 二氧化碳、^{18}F- 乙醇等。其中 ^{15}O$_2$ 可以与血液中的血红蛋白相结合，然后通过血流进入组织血管。根据 ^{15}O$_2$ 在脑内的代谢变化，可以测算出局部脑组织的氧耗量和氧提取分数。^{15}O$_2$ 的 PET 显像主要用于测定组织中氧代谢情况，临床上常用于痴呆和脑卒中患者的研究以及测定肺功能。

4. 受体型显像剂

受体显像是通过正电子放射性核素标记相应的配体，然后注入体内与肿瘤中高表达的特异性受体相结合的方式进行显像。受体显像剂的优点是具有较好的特异性和较高的亲和力，并且设计合成的放射性标记配体一般都会快速到达靶点，其血液清除速度快，穿透能力强，能在短时间内获得肿瘤与正常组织的高对比度。临床应用常分为肿瘤受体显像剂、神经系统受体显像剂以及心血管系统受体显像剂等。

5. 离子型显像剂

离子型显像剂是一种盐类显像剂，在水溶液中能解离成带电荷的阳离子和阴离子。离子型显像剂进入体内后能利用离子交换和化学吸附在特定部位产生密度差异，从而使有关结构或器官显影。^{18}F- 氟化钠（Na^{18}F）是一种亲骨性离子显像剂，^{18}F 离子能与人体骨骼中的羟基磷灰石晶体中的羟基离子进行交换，生成氟代磷灰石而沉积于骨骼内。骨骼对 Na^{18}F 的摄取率可以反映成骨活性与骨血流量，该显像剂显像在骨质疏松、骨转移癌等疾病的诊断与鉴定等方面具有重要的临床价值。

6. 基因显像剂

基因治疗是一种新兴的治疗方法，但是缺乏有效检测人体内基因表达的方法，正电子核素显像在这方面有巨大潜力。正电子核素基因显像目前主要包括反义 PET 显像（内源性基因表达）和报告基因表达 PET 显像。反义 PET 显像技术通过将正电子放射性核素标记在某一特定序列的反义 RNA 或 DNA 上作为 PET 显像剂，然后利用标记的反义 RNA 或 DNA 与体内基因的表达产物 mRNA 结合，进而对目标基因进行显像定位。该显像技术分辨率高，并且具有显像剂分子小、通透性好、肿瘤细胞摄取率高以及可以实现基因水平上的诊断等优点，在肿瘤的早期诊断、良恶性鉴别等方面具有重要的临床价值。报告基因表达 PET 显像是目前常用的基因显像方式，通常包括两个基本要素：PET 报告基因和 PET 报告显像剂。PET 报告基因是一种可以被检测的基因，而 PET 报告显像剂则是正电子放射性核素标记的分子，能够与报告基因表达的蛋白质产物相互作用，从而在 PET 扫描中产生信号。目前，报告基因表达 PET 显像主要有以下三种显像方式：基于酶的报告基因显像、基于受体的报告基因显像和基于转运体的报告基因显像。常见的基因 PET 显像剂包括 ^{18}F- 氟乙基螺环哌丁苯、^{11}C- 雷氯必利、^{11}C- 间羟基麻黄素、^{124}I 标记的碘化物（^{124}I-iodide）、^{124}I- 间碘苄胍等。

三、PET 的发展机遇

20 世纪 30 年代，Anderson 发现了正电子，这一发现对医学影像技术产生了深远影响。然而，正电子探测设备在如何最小化探测设备的副作用和提高探测效率方面存在重大挑战。科学家们关注到一种新型闪烁晶体——锗酸铋（BGO），这种晶体能在高能射线辐照下发出荧光，记录能量和位置，探测正电子。然后通过光电倍增管将荧光信号转换成电信号，从而采集到正电子图像。

1986 年，Casey 和 Nutt 制造了一台 8 环 BGO 晶体的 PET。这台设备拥有 2048 块 BGO 晶体，每个晶体单元为 6 cm×12 cm×30 cm，孔径为 50.5 cm，提升了空间分辨率的同时，稳定性也得到改善。然而，BGO 晶体因余辉时间长，在 3D 采集方面表现不佳，仅在 2D 为主的 PET 设备上广泛应用。此外，光输出率低导致采集时间长，一次全身扫描需 30 ~ 40 min。

20 世纪 90 年代，随着核医学发展对图像的要求增加，3D 显像成为热点。于是，硅酸镥（LSO）晶体应运而生。LSO 仅有约 40 ns 的余辉时间，高光输出率适合 3D 采集，显著提高了采集速度和效率，能将全身扫描时间缩短至 10 ~ 15 min，分辨率提升至 4 ~ 5 mm，使 PET 图像质量大幅提升。

1997 年，美国食品药品监督管理局批准了 ^{18}F-FDG 的临床应用；1998 年，美国健康卫生财政管理局同意将多种 ^{18}F-FDG PET 适应证纳入医保范畴，PET 从而获得了一张广泛临床应用的"绿卡"，标志着 PET 步入了成熟的现代化临床应用阶段。随着加速器技术的不断革新，放射化学的快速与自动化标记技术日益成熟，医学科技的全面进步，尤其是分子生物学领域的突破性进展，以及医学和生物学界对活体检测、超微量分析和分子层面监测技术需求的持续增长，这些因素共同为 PET 技术的发展和完善提供了强大的推动力。

第二节　PET/CT 成像

一、PET/CT 发展历程

由于 PET 是功能成像，无法满足临床对解剖定位的需求，因此，PET/CT 应运而生。D.W. Townsend 首次提出将 PET 和 CT 结合，获得功能与解剖的融合图像。1995 年，匹兹堡大学开始研究 PET/CT，历时 3 年，终于在 1998 年安装了第一台 60 cm 孔径的 PET/CT 原型机。这一融合技术让临床影像得到了突破性进展，为医学诊断和治疗提供更准确的信息。

PET/CT 技术的发展呈现一定的规律性。首先是晶体材料经历了从 NaI 到 BGO，再到 LSO 的革新，这种材料上的改变显著提高了 PET/CT 的光输出率、时间分辨率和稳定性，然后晶体切割的精细化也直接提升了空间分辨率。随着孔径的扩大，PET/CT 的应用范围从脑部扫描扩展至全身扫描，极大地拓宽了其临床和科研的应用范围。此外，扫描和重建技术也经历了从二维到三维的转变。

PET/CT 静态成像向动态成像的演进，一直是核医学的重要研究方向。动态 PET 成像能够捕捉示踪剂在连续时间点上的分布，揭示其随时间的变化规律，这对于临床诊断和科学研究都具有极其重要的价值。然而，由于设备和技术上的限制，4D 动态 PET 成像至今仍局限于局部或单器官的应用。

FlowMotion 技术的诞生，打破了床位对 PET 检查的限制，实现了从 3D 到 4D 全身成像的飞跃。与传统的床位步进式采集方式不同，FlowMotion 技术让 PET 扫描像 CT 扫描一样灵活，可以自由设置轴向视野，实现从微小轴向范围的精确扫描到全身范围的全面覆盖。它还能有效地解决传统采集模式中的端面噪声问题，使病灶显示更加清晰。这不仅提高了成像效率，也为 PET/CT 技术的发展开辟新的可能性。

二、基本原理

PET 的基本原理是把人体生命元素发射正电子（β^+）的放射性核素（如 ^{11}C、^{13}N、^{15}O、^{18}F 等）标记到能够参与人体生理、生化代谢过程的化合物上。当人体引入这些核素之后，衰变过程中产生的正电子在人体内移动大约 1.5 mm 后即与电子发生湮灭辐射，产生一对飞行方向相反、能量相同的光子。PET 就是通过探测这一对光子来表征衰变的发生。通过图像重建，获得人体各个部位不同断面标记核素的分布情况，然后通过病变器官对示踪剂的摄取量来判断病灶的功能代谢情况，从而对疾病进行准确判断。PET 的不足之处是不能提供某些病灶的精细解剖定位。

X 射线计算机体层摄影（X-ray computed tomography，X-CT）是运用扫描并采集投影的物理技术，以测定 X 射线在人体中的衰减系数为基础（人体不同组织对 X 射线的衰减能力不同，表现为衰减系数不同），采用一定算法，通过计算机运算处理，求解出人体不同组织某剖面上衰减系数值的二维分布矩阵后，再将其转变为图像上的灰度分布，从而建立断层解剖图像的现代医学影像技术。CT 可以准确描述病变的形态、大小和位置等解剖学特征。虽然 CT 检查密度分辨率高、定位准确，但是只有当疾病发展到"形态改变"这一阶段才能被发现，因此，仅靠病变的解剖学特征诊断疾病有一定的局限性，不能达到"早期诊断"的目的。

PET/CT 同时具备 PET 和 CT 的功能，它将这两种影像设备进行有机融合，共用一个检查床和一个图像处理工作站，同时进行功能代谢和解剖形态成像。显然，相比于单独的 PET 或 CT 成像，PET/CT 可提供更丰富的病变信息，不仅能清晰地显示受检体的解剖结构，还可以精细描绘机体的生理病理和生物代谢过程，并有效地解决两种显像分离情况下图像数据难以融合匹配的问题。PET/CT 发挥了影像设备早期发现病灶的优势，具有极大的临床应用价值。

三、PET/CT 扫描方案、主要参数设置及其作用

1. PET/CT 扫描方案及主要参数设置

测量患者身高、体重，检查前禁食水 6 h，常规监测血糖水平，要求糖尿病患者血糖在 8.33 ~ 11.1 mmol/L，非糖尿病患者血糖小于 6.67 mmol/L。患者肘静脉注射示踪剂 ^{18}F-FDG（放化纯度大于 95%，剂量 0.1 mCi/kg）后，于安静、避光房间中平卧休息 45 ~ 60 min。

本书纳入病例的 PET/CT 扫描参数：电压 120 kV，电流 130 mA，层厚 2 mm，螺距 1.0，PET 显像矩阵 144×144。用 RAMLA 3D 法行图像衰减矫正后采用迭代法重建，获取横断面、冠状面、矢状面 PET、CT 图像及融合图像。

2. PET 主要代谢参数及其作用

（1）标准摄取值（standardized uptake value，SUV）

SUV 的衍生参数包括最大标准摄取值（maximum standardized uptake value，SUV_{max}）、平均标准摄取值（mean standardized uptake value，SUV_{mean}）、峰值标准

摄取值（peak standardized uptake value，SUV_{peak}）。SUV 是 PET 在肿瘤诊断中常用的半定量指标，指局部组织摄取的显像剂放射性活度与全身平均注射活度的比值。

$$SUV = \frac{病灶的放射性浓度（kBq / mL）}{注射剂量（MBq）/ 体重（kg）}$$

SUV 可以反映肿瘤组织对显像剂的摄取，已被广泛用于肿瘤良恶性鉴别、疗效评价及预后预测。一般来说，病灶的恶性程度越高，SUV 值越高。

受检者正常组织的 SUV 值一般低于 2.0。当 PET/CT 的 SUV 值大于或等于 2.5 时，患有恶性肿瘤的可能性很大，因此，一般情况下，以 SUV 大于或等于 2.5 为恶性肿瘤的诊断标准，低于 2.5 而高于 2.0 的情况要考虑病灶为良性肿瘤。

（2）肿瘤代谢体积（metabolic tumor volume，MTV）

MTV 是一种基于肿瘤代谢信息的体积参数，即在图像中将 SUV 处于一定范围内的全部体素分割出来，并计算这些体素的体积。MTV 与该体积内所有体素的 SUV 值的均值的乘积即为糖酵解量。然而，SUV 是单点估计，仅代表图像中单个体素的代谢信息，忽略了肿瘤 ^{18}F-FDG 摄取的异质性。因此，需要在传统 PET 纹理参数的基础上，进一步对显像数据进行深层次的挖掘，对病灶内的细节信息进行分析。

（3）总病灶糖酵解（total lesion glycolysis，TLG）

$$TLG = SUV_{mean} \times MTV$$

PET 代谢参数在妇科肿瘤诊断方面起重要作用：SUV_{max} 值与子宫内膜癌淋巴结转移、病灶肌层浸润深度、宫颈受侵袭等情况密切相关。除 SUV_{max} 外，MTV 和 TLG 等数值也可用于预测子宫内膜癌的肌层浸润、宫腔受侵、淋巴结转移及预后情况。

四、影响图像质量的因素与解决方法

1. 伪影对图像质量的影响

影响 PET/CT 图像质量的因素中，图像伪影是较为重要的部分。其中，设备的质量和性能、操作和技术分析、造影剂、金属植入物、生理和躯体运动等原因均可对 PET/CT 图像造成不同程度的伪影。

（1）设备本身性能或质量控制失误造成图像失真

PET 和 CT 的设备硬件、软件故障都可以造成图像改变。较轻微的变形虽然不易识别，但可能会造成图像阅读的困难，严重者甚至可能造成图像结果无法利用。因此，需要定期维护与保养扫描仪，严格控制扫描室的温度、湿度，按照操作规程做好每日、每周、每个季度的校正与维护，以确保图像质量。另外，可通过配准检测的方法，提高图像的融合精度，以确保图像质量。

（2）部分容积效应

由于正电子成像技术原理和方法的限制，导致成像点源在一定程度上呈现扩散现象，从而使得分辨率受到一定的制约。此外，不同的成像系统、采集方法以及重建算法也会对图像分辨率产生影响，具体表现为点源扩散程度的不同。这种点源扩散现象导致了部分容积效应（partial volume effect，PVE）。

PVE 的校正：可以对 PET/CT 显像采用以目标占位最大计数率和同机 CT 图像所示病灶大小为基础的方法，对 PET 的 PVE 进行校正。放射性计数恢复系数（RC）为图像上放射性浓度与真实病灶放射性浓度之比，其值随真实病灶及所选感兴趣区（region of interest，ROI）的大小变化而变化，在临床中我们以同机 CT 的纵隔窗图像为标准勾画 ROI，在 PET 图像上获得 ROI 内的 SUV_{mean} 和 SUV_{max}。通过模型计算获得 RC 值及 SUV 校正值。使用 CRC-15R 活度计，当 RC=1 时，SUV（校正）=SUV（最大）。采用 PVE 校正技术明显提高了 PET/CT 对 2.5 mm 以下小病灶诊断的准确性。

（3）金属植入物和对比剂的影响

牙齿充填物、起搏器、吻合器或者留置针等金属植入物，由于对光子有较高的吸收率，可导致 CT 值的增加和条形伪影的产生。用这样的 CT 图像对 PET 进行衰减校正，会导致该区域产生过校正、高估显像剂的活度，从而产生假阳性结果，阅片时应加以注意。静脉或口服造影剂可以增强 CT 图像上的血管、组织和胃肠道，虽然这些对比剂可以提高 CT 图像的质量，但是对 PET 图像的定性和定量测量均有影响，这与金属植入物的影响类似。由于高浓度的造影剂可屏蔽正电子产生的湮灭光子，造成过度校正问题，因此必须注意造影剂的浓度。

（4）超出 PET/CT 扫描视野

当患者体形较大、扫描时双手放在身体两侧（如恶性黑色素瘤和头颈部肿瘤的扫描）超出 CT 扫描视野（CT 的横向视野为 50 cm，PET 的横向视野为 70 cm）时，会导致 PET 图像上相应区域无衰减校正值，从而引起衰减校正图像的偏差，进而低估这些区域的 SUV 值，产生截断伪影；这种情况还会导致 CT 图像边缘产生条状伪影，从而在截断边缘生成高活性轮廓，可能会导致诊断时的判断错误，因此在扫描和观察图像时应加以注意。

（5）躯体和脏器运动产生的伪影

在 PET/CT 图像采集时，无论是患者躯体的运动，还是患者内部脏器的生理性运动，都会影响 PET/CT 图像的融合质量。躯体运动的影响可以嘱咐患者尽量避免，但是生理性运动则在采集中不可避免，尤其是呼吸运动。因为 PET 的采集时间很长（15 ~ 20 min），患者采集时自由呼吸，而 CT 的图像采集只是某一个呼吸时相的图像，CT 和 PET 上存在解剖位置的差异，所以会在 PET/CT 图像上形成伪影。一般来说，这些运动伪影主要出现在心脏和膈肌周围。其中，最为常见的是膈肌上方的弧形冷区，该伪影出现的原因是 CT 图像通常是在深吸气时采集的，此时膈肌的位移最大，使得 PET 图像上膈肌周围正常脏器代表的是空气而不是软组织，从而低估了 CT 衰减系数，进而在肺 – 膈交界处产生弧形冷区。

由于呼吸运动造成的 CT 和 PET 不匹配，会导致肺部病灶的衰减校正值出现差错，这种差错对小病灶的影响比大病灶更明显，因为呼吸运动时肺底部病灶的最大位移可以达到 3 cm，会使病灶在 PET 图像上的体积增大，从而降低小病灶的 SUV 值。此外，呼吸伪影对已知肝脏病灶也有很大的影响。因为呼吸运动可以使肝脏病灶错误地出现在肺底部，类似于肺结节。临床上，当出现这些可疑伪影影响诊断时，我们可以采取单床位病灶局部显像的方法，即屏气快速 PET 3D 采集（20 ~ 30 s），减小伪影。

2. 显像剂对图像质量的影响

显像剂是 PET/CT 的显像必要条件，PET/CT 所获得的图像反映的是示踪剂在体内的分布状况。^{18}F-FDG 是目前临床应用最广泛的示踪剂，国内外大约 90% 以上的 PET/CT 显像都使用该种示踪剂，包括肿瘤、脑与血管方面的成像。

（1）生产和制备显像剂过程的质量控制

在生产和制备显像剂的过程中，质量控制是保证显像剂放化纯度的关键，只有所生产的显像剂的浓度和纯度达到一定的水平，才能保证高质量的 PET/CT 图像。

（2）^{18}F-FDG 在体内的分布

在肿瘤中，缺氧诱导基因可以促进细胞膜上葡萄糖载体的过表达，进而使得肿瘤细胞的乏氧代谢旺盛，^{18}F-FDG 正是利用了这一原理显像。但是，PET/CT 所探测到的功能信息，也只是代表了葡萄糖代谢的初始阶段，其在体内的正常分布与正常葡萄糖代谢的分布存在一定的差异。

3. 部分问题解决方法

全身很多组织可以摄取 ^{18}F-FDG，皮肤、脂肪组织、肌肉均有一定的摄取；脑摄取的程度很高。在检查时如果患者的胰岛素水平很高，会促使 ^{18}F-FDG 进入肌肉等组织，进而影响 PET/CT 的图像质量。一般认为患者的血糖水平超过 11.1 mmol/L 时不适于 PET/CT 显像。因此，检查前的 4 ~ 6 h 的禁食至关重要，否则会导致图像质量不佳。

由于 ^{18}F-FDG 主要通过肾脏排泄，肾盂、肾盏、膀胱内尿液中会有 ^{18}F-FDG 集聚的干扰，对局部病灶的判断有很大的影响。因此，对于怀疑有泌尿系统疾病的检查者，检查前应口服或注射利尿剂，并嘱其大量喝水，排尿后再进行局部的延时扫描，这些方法的应用提高了显像效果。

总之，目前 PET/CT 在临床应用越来越普遍和深入，丰富了临床诊断疾病时的影像诊断依据。获得理想的影像资料是确保诊断质量的关键，因此应掌握 PET/CT 扫描过程中导致伪影产生的因素，了解其对扫描图像可能造成的影响，及时采取有效的校正措施以减少或完全避免干扰，以便获得最佳图像质量。

第三节　PET/MR 成像

一、PET/MR 发展历程

1. 概念的提出

在将 PET 和 CT 结合在 PET/CT 中成功进行混合成像后，研究人员一直在探索将 PET 和 MR 集成到一个系统中的技术，因为 PET 可以提供分子水平的代谢信息，而 MR 可以提供出色的解剖和结构信息，将 PET 和 MR 结合起来可以兼具二者的优点。

2. 技术挑战

在早期，将 PET 和 MR 整合在一起面临着巨大的技术挑战，因为这两种成像技术所使用的探测器和磁体之间存在相互干扰，研究人员致力于解决这些技术难题，以探索 PET/MR 的可行性。1997 年，Marsden 等最早开始进行 PET/MR 的模拟成像研究。他们将闪烁晶体置于 0.2 T 开放式 MR 系统中，通过 3 m 长的光纤将其与 MR 磁场外的光电倍增管（photomultiplier tube，PMT）连接。2005 年，伦敦国王学院的学者使用光纤将 LSO 晶体、位置敏感的 PMT 与磁共振结合起来，实现了同步扫描，而这次是在 3T 磁共振上进行的，虽然 PET 探测器的环数只有 8，视野只有 5.6 cm，但这次尝试为 PET/MR 的发展做出了重大的贡献。

3. 系统设计及研发

随着技术的发展，PET/MR 系统的设计逐渐成熟。科技公司和医学研究机构开始投入更多资源，推动 PET/MR 系统的研发，这一举措逐渐解决了 PET 和 MR 之间相互影响的问题，设计出了能够共同工作的集成系统。在 2010 年北美放射学会上，西门子推出全球首款一体化 PET/MR，将 64 环 PET、雪崩光电二极管探测器和 3 T 磁共振整合为一体，通过一次扫描即可同时完成 PET 和 MR 检查，获得体内组织结构、功能状态及生物分子代谢等信息。2011 年，飞利浦推出分体式、顺序采集的商业化 PET/MR，采用 44 环 PET、PMT 探测器。2013 年，Mediso 公司推出分体式、商品化的动物 PET/MR，MR 磁场强度为 1.0 T，PET 探测器环数为 81。2014 年之后，GE 公司也推出一体化设计方案，使用 45 环 PET、硅光电倍增管（Silicon photomultipliers，SiPMs）探测器。2018 年，上海联影医疗科技公司推出的我国首台一体化 PET/MR 设备获国家药品监督管理局认证，正式进入市场。如今，PET/MR 系统在临床和科研领域的应用日益广泛。

4. 技术进步及临床应用

迄今，一体化 PET/MR 分子成像设备已经发展到第三代。第三代 PET/MR 能够同步获得 PET 和 MR 在同一中心、同一体积和同一时间的影像，实现真正意义上的 PET 和 MR 的同步扫描。与第一代、第二代相比较，第三代一体化 PET/MR 具有的时间飞跃技术（time of flight，TOF）极大地提高了 PET 的图像质量和扫描速度。其独特的优势在神经学、肿瘤学等领域得到了充分发挥。医学专业人士开始利用 PET/MR 系统获得更准确、全面的诊断信息。随着 PET/MR 技术的不断创新和改进，新的 PET 探测器技术、磁体设计、图像重建算法等方面的进步，推动着 PET/MR 系统的性能提升，相信会对现代和未来医学模式产生革命性的影响。

二、成像原理

1. PET/MR 总体结构

PET/MR 作为最先进的临床分子成像设备之一，其总体结构包括磁体、梯度线圈、与体线圈整合在一起的具有 TOF 技术的 PET 探测器环、电子学线路、数据处理、扫描机架、冷却系统、同步扫描床等。它将同时拥有磁兼容性和 TOF 技术的 PET 探测器环与 MR 设备中的体线圈有机融合在一起，这意味着它不仅能够充分保持 MR 的全部性能和先进功能，同时也能够实现 PET 所有功能，使得一体化 TOF-PET/MR 实现 PET 和 MR 真正的同步扫描。

2. PET/MR 探测器结构

尽管 PET/MR 的 PET 探测器在成像原理上与传统的 PET 和 PET/CT 保持一致，

但其设计和结构却有着很大的不同。PET/MR 的 PET 探测器由高效率的晶体、先进的 SiPM 以及精密的电子线路构成。SiPM 以其出色的磁场兼容性、热稳定性和高增益特性脱颖而出，并且可以实现 PET 的 TOF 技术。鉴于传统的 PMT 容易受到强磁场的干扰，不适用于 PET/MR 的联合成像系统。因此，一种创新的解决方案应运而生：将闪烁晶体如 LSO 或镥钇硅酸盐与 SiPM 结合，形成高效的探测器模块。这些模块进一步被组装成五个一组，构成一个完整的探测器单元。在对这些探测器单元进行静磁场、射频干扰和 γ 射线屏蔽处理后，它们被巧妙地与体线圈结合，形成一个无缝的探测器环。这一设计可以很好地实现了 PET 和 MR 数据的同步采集。

3. PET/MR 衰减矫正技术

PET 的成像原理，简单来说是利用注入人体核素示踪剂衰变产生的正电子在很短的距离内（1～3 mm）与组织细胞中的负电子发生湮灭反应，产生运动方向相反（互成约 180°）、能量为 511 keV 的 γ 光子对。γ 光子在穿过介质时可能会发生三种效应，光电效应、康普顿散射和电子对效应，它们都会对光子能量造成衰减。我们采集到的是衰减后的数据，为了生成反映放射性药物真实分布的定量图像并减少图像伪影，我们需要对这种物理现象进行精确校正，称为衰减校正。目前，PET/MR 的衰减矫正方法有以下几种。

（1）图像分割法

该方法利用快速三维 Dixon VIBE 序列和 Dixon 水脂分离算法，将 MR 图像分割成衰减系数不同的 4 个区域（空气、脂肪、肺和软组织），然后将这些信息用于 PET 数据的衰减校正。MR 图像提供了组织的解剖学信息，包括软组织和骨骼结构，从而帮助更准确地估计 γ 射线在组织中的吸收。但该方法无法从 MR 图像中得到致密骨组织的信号，并且骨组织对 PET 的信号衰减最为严重，因此该方法导致 PET 图像上骨组织的 SUV 普遍偏低。对于头颈部，传统基于磁共振的图像方法无法分离骨和空气，可采用超短回波时间序列（ultrashort echo time，UTE）将颅骨、软组织及空气分割开，重建出衰减系数对 PET 的头颅图像进行衰减校正。

（2）图谱配准法

根据图像模板来源不同，图谱配准法分为模板法和地图集法。模板法是通过使用预先制作的组织类型模板，将模板与 MR 图像进行配准，并将相应的衰减系数应用于 PET 数据，以进行衰减矫正。这种方法需要一个大型的模板数据库，并依赖于准确的图像配准。地图集法是建立一个包含患者 CT 和 MR 图像信息的数据库，将患者 MR 图像与 MR 模板进行配准，转化为伪 CT 图像，借助 PET/CT 的方法进行衰减校正。然而，个体解剖结构差异的存在会影响校正的结果，即使通过不同年龄、性别、体型等建立的地图集来缩小个体差异，仍有些患者与标准范围相差较大。

（3）基于发射数据重建法

PET 发射的数据中包含组织衰减信息，MR 图像提供了精细的组织结构和 TOF 技术的精确定位功能，利用飞行时间最大似然活度和衰减估计法（time of flight maximum likelihood activity and attenuation estimate，TOF-MLAA）可重建精确的组织衰减图。虽然现阶段 TOF-MLAA 法还存在很多不足之处，但是直接通过发射数据获得衰减图的方法仍有着不可替代的优势和前景。

（4）机器学习法

随着技术的进步，机器学习也逐渐被应用于 PET/MR 的衰减矫正中。传统技术很难找到 CT 和 MR 图像之间的有意义的关系，但是深度学习方法可以从两张图像中识别适当的潜在特征，并且在用 MR 图像预测 CT 图像方面已经相当成功。在众多深度学习应用中，卷积神经网络（convolutional neural network，CNN）是利用 MR 图像生成伪 CT 图像的首选技术，输出的伪 CT 图几乎可以区分出每个器官，进而对每个器官赋予各自的衰减系数，通过这种训练算法预测 PET 数据的衰减矫正系数，可以实现更个性化和更精确的衰减矫正。随着深度神经网络技术的不断进步和成熟，这种方法展现出了广阔的应用潜力和发展前景。

三、PET/MR 扫描禁忌证

1.绝对禁忌证

（1）体内有心脏起搏器、除颤器、人工耳蜗、胰岛素泵、神经刺激器等有控制电路的非磁共振兼容的植入物，如患者可提供植入物的相关说明书，应参考说明书确认是否可以进行 PET/MR 检查。

（2）体内有金属碎片或材料不明的植入物，如眼球内金属异物、弹片、颅内金属止血夹等。

（3）严重的幽闭恐惧症、需要生命支持系统的危重症患者等无法配合完成检查的患者。

（4）需行 MR 增强的患者还应排除存在 MR 造影剂禁忌证，如磁共振造影剂过敏史、严重肾功能不全等。

2.相对禁忌证

（1）体内有人工心脏瓣膜、冠脉支架、人工关节、固定钢板、止血夹、节育环、金属义齿等非磁共振兼容的植入物。

（2）妊娠期及哺乳期妇女、婴儿、儿童等，须考虑辐射安全，需医师权衡检查收益和风险后进行扫描。

（3）自主行为能力差的患者，如难以配合屏气、不能保持不动、不能配合坚持完成检查的患者。

四、扫描方案和主要参数设置

本书中的 PET/MR 病例均以下述方案进行 PET/MR 扫描。医师根据患者体重，以 3.7 MBq/kg 的剂量从肘静脉注射放化纯度 > 95% 的 ^{18}F-FDG 示踪剂，嘱患者静卧休息 50 ~ 60 min，然后进行扫描。进行扫描时，患者仰卧位，头先进，扫描范围为阴道至髂骨上缘。同时采集 PET 和 MR 图像。MR 扫描序列及参数如表 2-1 所示。

表 2-1　MR 扫描序列及参数

参数	轴位 FSE T$_1$WI	轴位 T$_2$WI	矢状位 STIR T$_2$WI
TR/ms	500	498	4323
TE/ms	8	79	65
层厚 /mm	6	6	6
层间距 /mm	2	2	1.2
FOV/cm	26	36	24
矩阵	384×384	384×384	384×384
激励次数	2	1.5	4

PET 扫描及参数：PET 扫描范围与 MR 相同，PET 图像通过两点 Dixon MR 成像序列对 γ 射线进行衰减校正。在 192×192 矩阵、视场 35 cm 和层厚 2.78 mm 情况下，采用 TOF-PSF-OSEM 算法（光点扩散函数亚序列最大期待值法；3 次迭代和 32 个子集，5 mm 截止滤波器）进行 PET 重建。PET 参数的作用详见 PET/CT 相关部分。

五、常见问题处理方法

PET/MR 成像中，可能会遇到一些涉及硬件、软件、患者准备和技术方面的问题。以下是一些常见的问题及其处理方法。

1. 金属伪影

患者身体内的金属部件（如植入物或牙齿修复物）可能导致图像中的伪影。可以选择 PET/MR 兼容的金属材料，优化序列参数以最小化金属伪影，或者考虑替代成像技术。

2. 动态伪影

患者运动可能导致图像出现动态伪影，可以采用运动校正技术、优化扫描参数减少扫描时间或使用呼吸同步技术来减少动态伪影。

3.PET 和 MR 图像配准

PET 和 MR 图像之间可能存在配准不准确的情况，可以采用高质量的配准算法、使用同步标志物或模板，以确保 PET 和 MR 图像的准确对齐。

4. 硬件故障

PET/MR 设备的硬件故障可能会影响成像质量，应定期进行设备维护和校准，及时处理硬件故障，以确保设备处于良好的工作状态。

5. 射频干扰

PET/MR 设备的射频干扰可能导致图像伪影，可以优化射频脉冲序列，采用抗干扰技术，或者在必要时调整成像协议以减少射频干扰的影响。

6. 辐射剂量

在 PET/MR 扫描过程中，需要确保患者接受的辐射剂量处于最低水平。为了实现这一目标，可以通过优化扫描协议、采用低剂量扫描参数、结合 TOF 等先进技术来显著提升成像的信噪比，以减少患者接受的辐射剂量。

7. 患者协作

一些患者可能无法耐受 PET/MR 扫描所需的时间，或在扫描期间难以保持静止。临床上应提前与患者沟通，提供适当的放松方法，并考虑使用呼吸同步技术，以确保图像质量。

处理上述问题时需要综合考虑硬件和软件方面的技术改进，以及对患者的适当培训和准备。此外，还应该密切监控设备性能、及时进行设备的维护和校准以及采用最新的成像技术和处理方法以提高 PET/MR 成像的质量和可靠性。

（何　平　杜天铭　李　晨）

参考文献

［1］ANTONSEN S L, JENSEN L N, LOFT A, et al. MRI, PET/CT and ultrasound in the preoperative staging of endometrial cancer-A multicenter prospective comparative study[J]. Gynecologic Oncology, 2013, 128(2):300-308.

［2］HUSBY J A, REITAN B C, BIERMANN M, et al. Metabolic tumor volume on ^{18}F-FDG PET/CT improves preoperative identification of high-risk endometrial carcinoma patients[J]. Journal of Nuclear Medicine, 2015, 56(8):1191-1198.

［3］KITAJIMA K, SUENAGA Y, UENO Y, et al. Preoperative risk stratification using metabolic parameters of ^{18}F-FDG PET/CT in patients with endometrial cancer[J]. European Journal of Nuclear Medicine and Molecular Imaging, 2015, 42(8):1268-1275.

［4］田嘉禾, 郭启勇, 李方, 等 . PET/MR [M]. 北京 : 人民卫生出版社 , 2020.

第三章

女性生殖系统正常解剖及其 CT/MR/PET 表现

第一节　女性生殖系统正常解剖

　　子宫呈倒置梨形，底部较大，两侧为子宫角，与输卵管相通；输卵管为迂曲柔软的管状结构，分为间质部、峡部、壶腹部和漏斗部。卵巢位于输卵管的后下方、子宫两侧的后上方，借卵巢系膜与子宫阔韧带相连，其形状、大小与年龄、激素水平、月经周期相关。宫体呈纺锤形或椭圆形，下方与宫颈相连。子宫的大小依年龄不同有所变化，性成熟期子宫体和子宫颈的长度几乎相等，经产妇子宫各径和内腔均增大，绝经期后子宫萎缩变小。宫颈向下延伸为上宽下窄的阴道。阴道顶端包绕宫颈的部分为阴道穹窿，分为前、后、左、右四部分。

第二节　女性生殖系统正常 CT 表现

　　CT 上子宫（图 3-1 A 白色箭头所示）及阴道（图 3-1 B 白色箭头所示）整体呈软组织密度，同盆壁肌肉相近，CT 值为 40 ~ 80 Hu，边缘光滑；由于 CT 的软组织分辨力比较低，所以 CT 上难以显示出相应的层次结构。卵巢（图 3-1 A 黑色箭头）在 CT 上整体呈软组织密度，其内偶可见低密度和（或）稍低密度影，在正常情况下，输卵管结构在 CT 上显示欠清。

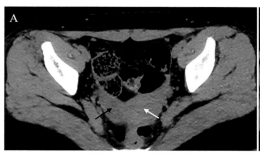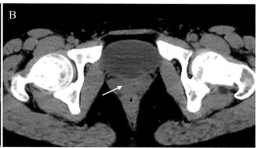

图 3-1　女性生殖系统正常 CT 表现

A：正常子宫（白色箭头）和卵巢（黑色箭头）的 CT 表现；B：正常阴道（白色箭头）的 CT 表现。

第三节　女性生殖系统正常 MR 表现

在 T_1WI 图像上正常的宫体、宫颈和阴道为一致性较低信号，较少能够清晰地显示子宫内膜；在 T_2WI 图像上，宫体（图 3-2 A、D）分三层信号，中心高信号代表子宫内膜和宫腔内分泌物，中间薄的低信号带，亦称结合带，为子宫肌内层，周围的中等信号，代表子宫肌外层。宫颈（图 3-2 A、C）自内向外有四层信号：高信号的宫颈管内黏液、中等信号的宫颈黏膜、低信号的宫颈纤维化间质和中等信号的宫颈肌层。子宫内膜的厚度（双层）一般为 1 ～ 7 mm，可随生理周期和年龄的不同而有所变化：排卵前 2 ～ 4 mm，黄体期可达 4 ～ 7 mm，绝经后为 1 ～ 3 mm（图 3-2 B、E）。阴道（图 3-3）有两种信号，高信号的阴道黏膜和低信号的阴道壁。

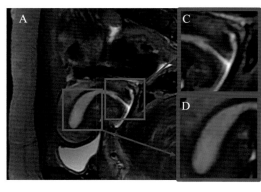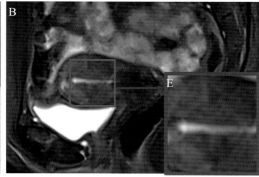

图 3-2　子宫的正常 MR 表现

A：正常育龄期女性子宫颈（C）和子宫体（D）的矢状位 T_2WI 压脂图像；B：绝经后女性子宫内膜（E）的矢状位 T_2WI 压脂图像。可以看出相比于育龄期女性，绝经后女性的子宫内膜有所变薄。

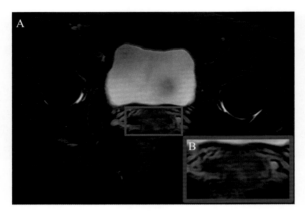

图 3-3　阴道的正常 MR 表现

　　A：局部轴位 T_2WI 压脂图像，可见阴道（B）的结构层次。

　　在 T_1WI 上卵巢呈卵圆形均匀低信号，不易与邻近的含液肠曲相鉴别。在 T_2WI 上根据是否绝经可以分为绝经前和绝经后两种表现，绝经前根据月经周期的不同表现亦有所不同，卵泡初期卵巢以低信号的纤维基质为主，而卵泡成熟期或黄体期可在低信号的纤维基质中看到高或稍高信号的卵泡结构（图 3-4 A）或黄体结构（图 3-4 B）。MR 上难以识别非疾病状态下的输卵管。

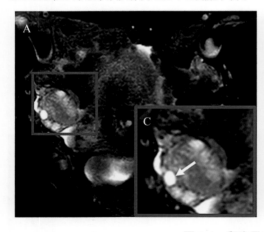
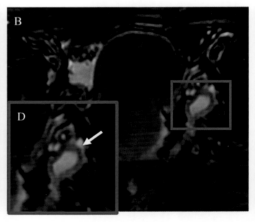

图 3-4　卵泡及黄体的 MR 表现

　　A、C：右侧卵巢轴位 T_2WI 压脂图像（A）及其局部放大图（C），白色箭头所示为卵泡；B、D：左侧卵巢轴位 T_2WI 压脂图像（B）及其局部放大图（D），白色箭头所示为黄体。

第四节　女性生殖系统正常 PET 表现

用 ^{18}F-FDG PET 评估女性生殖系统时，应该考虑到正常的生理情况，例如未绝经女性的子宫内膜（图 3-5 A、B）会对 FDG 进行生理性摄取，并随着月经周期的变化而变化。子宫内膜一般有两个 FDG 摄取高峰期：月经期和排卵期。需要注意的是，子宫内膜生理性摄取的放射性分布往往呈弥散均匀性，如果放射性分布呈局限性，需要警惕子宫内膜是否发生癌变。

对于未绝经女性，卵巢（图 3-5 C、D）也可以发生生理性摄取，这种情况常见于排卵期并可伴有卵巢黄体囊肿。卵巢的生理性摄取一般呈圆形且边界光滑，有时也可表现为周边放射性浓聚伴中心放射性缺损。

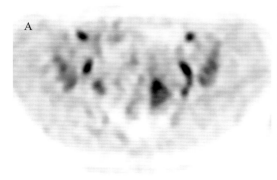
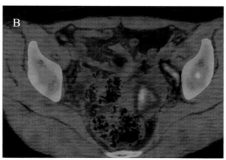

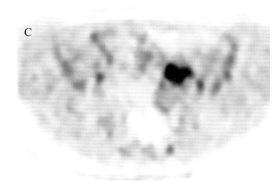
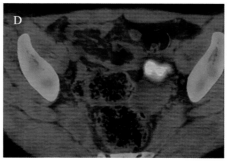

图 3-5　PET 上子宫内膜及卵巢的 ^{18}F-FDG 生理性摄取

A、B：^{18}F-FDG PET 图像（A）及其对应的 PET/CT 融合图（B）展示了子宫内膜的生理性摄取；C、D：^{18}F-FDG PET 图像（C）及其对应的 PET/CT 融合图（D）展示了左侧卵巢的生理性摄取。

　　需要注意的是，已绝经女性一般不太容易发生子宫及卵巢的生理性摄取。如果在已绝经女性中观察到子宫内膜或卵巢的放射性浓聚，应该进一步结合临床病史及相关检查以排除恶性病变的可能。

（徐　臣　王星皓）

第四章

宫颈癌 PET/CT 与 PET/MR 病例对照解析

宫颈癌是女性生殖系统常见的恶性肿瘤之一，以接触性出血、异常阴道流血和下腹部疼痛为主要症状。其早期诊断和准确分期对于患者的预后和治疗策略的制订至关重要。临床上，宫颈癌的诊断主要依赖于症状的识别和影像学检查，其中影像检查在评估病变范围、浸润深度以及转移情况方面起到关键作用。常用的影像检查方法包括超声、CT、MR、PET/CT 及 PET/MR，这些方法各有优缺点。

超声常用于宫颈癌的初步筛查和随访。但其对软组织分辨率较低且易受周围肠内气体的干扰，因此在详细评估宫颈癌累及范围和浸润深度方面可能不如其他影像学方法准确。CT 能够提供良好的解剖细节，尤其在显示骨结构和评估宫颈癌与周围器官的关系方面具有优势，但其对子宫的层次结构、病灶的浸润深度及病灶边界的显示存在一定的局限性。MR 在软组织成像上具有明显的优越性，它能够提供高分辨率的图像，更清晰地显示病灶及其周围结构，从而在评估宫颈癌的浸润深度和局部扩散方面具有重要的价值。此外，MR 没有放射性，对患者更为安全，适用于多次随访。

PET/CT 结合了 PET 和 CT 的优势，能够提供详细的代谢活动和解剖信息。可以准确地显示肿瘤的位置、大小及与周围组织的关系，帮助评估肿瘤的局部扩散和淋巴结转移，还可以根据宫颈癌的代谢活性来评估肿瘤的治疗效果。此外，全身扫描PET/CT 可以评估肺部、肝脏和骨骼等远处转移情况，有助于全面了解宫颈癌的分期，帮助临床制订个体化治疗方案。

PET/MR 将 PET 与 MR 结合，对病灶进行解剖和代谢的多模态、多角度成像，它可以清晰地显示宫颈占位及周围软组织的细节，判断病变是否侵及子宫体、阴道及宫旁结构、是否存在盆腔淋巴结转移，并可以评估病灶的代谢活性，对于临床制订治疗方案和评估预后至关重要。此外，结合 MR 的多种功能成像，如扩散加权成像（diffusion weighted imaging，DWI）和动态对比增强（dynamic contrast-enhanced，DCE）等，可以进一步评估肿瘤的生物学特性。

最新的 FIGO 分期系统强调影像学在宫颈癌分期中的重要性，特别是对于判断肿瘤局部扩散和远处转移的准确性。总的来说，影像学检查在宫颈癌的诊断和治疗过程中扮演着不可或缺的角色。医师需要综合考虑患者的具体情况以及每种成像技术的特点来选择合适的影像学检查方法，以获取全面准确的诊断信息，指导后续的个体化治疗。

病例 1　宫颈癌 FIGO I B1 期

一、简要病史

患者，女性，40 岁，主诉"接触性出血 1 个月"。

二、专科查体

外阴发育正常，阴道畅，阴道内少许白色分泌物，无异味，宫颈见明显肉眼病灶，子宫形态规整，质中，活动度良好。双附件区未触及明显异常。三合诊未及异常。

三、相关检查

（1）实验室检查：鳞状细胞癌相关抗原（squamous cell carcinoma antigen，SCCA）：0.6 ng/mL（正常）；甲胎蛋白（alpha-fetoprotein，AFP）：1.620 ng/mL（正常）；癌胚抗原（carcinoembryonic antigen，CEA）：0.946 ng/mL（正常）；癌抗原 125（cancer antigen 125，CA-125）：30.210 U/mL（正常）；糖抗原 19-9（carbohydrate antigen 19-9，CA19-9）：30.030 U/mL（正常）；人附睾蛋白 4（human epididymis 4，HE4）：50.120 pmol/L（正常）。

（2）HPV 检查：HPV16（＋）。

（3）阴道镜检查：外阴阴道正常，宫颈常大，Ⅱ 度糜烂状外观，略不平。局部切除组织活检提示：慢性宫颈炎伴宫颈高级别上皮内病变（high-grade squamous intraepithelial lesion，HSIL），宫颈上皮内瘤变 Ⅲ 期（cervical intraepithelial neoplasia Ⅲ，CIN Ⅲ），累及腺体，局灶不除外浸润，取材表浅，请结合临床。

（4）PET/CT 及 PET/MR 影像表现：CT（图 4-1 A）图像上宫颈未见异常增粗，轮廓完整，浆膜面光滑；MR 检查轴位 T_2WI 序列（图 4-1 D）可见宫颈段宫腔内卵圆形稍高信号肿块，T_1WI 序列（图 4-1 C）呈等信号，DWI（图 4-1 E）上呈高信号，矢状位（图 4-1 G）及冠状位（图 4-1 H）T_2WI 序列显示肿块局限于宫颈区，向上未达宫体、向下未达阴道，大小约 1.8 cm×1.3 cm×0.8 cm（长径 × 短径 × 上下径），宫颈段结合带尚连续。PET/CT 融合图（图 4-1 B）显示宫颈段宫腔内 FDG 高代谢灶，最大代谢横截面约 1.8 cm×1.3 cm，SUV_{max}=11.96，PET/T_2W-MR 融合图像（图 4-1 F）明确显示肿块性病灶伴 FDG 高代谢，SUV_{max}=13.02。全身 MIP 图像（图 4-1 I、J）显示无远处转移。综上，PET/CT 提示早期宫颈癌，PET/MR 进一步确认分期为 FIGO I B1 期。

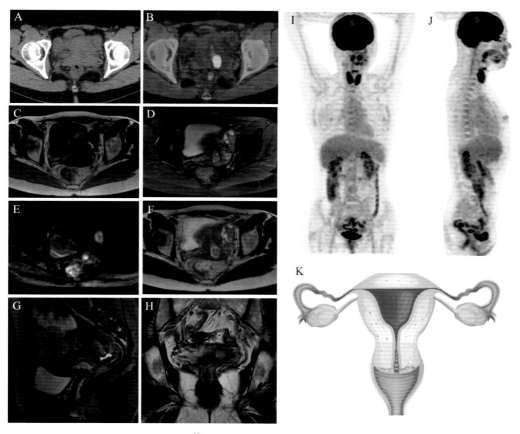

图 4-1　^{18}F-FDG PET/CT 及 PET/MR 表现

A：轴位 CT 平扫图像；B：轴位 PET/CT 融合图像；C：轴位 T_1WI 图像；D：轴位 T_2WI 压脂图像；E：轴位 DWI 图像（b=1000 s/mm^2）；F：轴位 PET/MR 融合图像；G：矢状位 T_2WI 压脂图像；H：冠状位 T_2WI 图像；I、J：^{18}F-FDG PET 全身 MIP 图像（正、侧位），图中另见甲状腺摄取弥漫性增高；K：FIGO I 期宫颈癌的示意图。

四、治疗方案

全身麻醉下行经腹广泛性全子宫切除术 + 双侧附件切除术 + 盆腔淋巴结清扫术 +

阴道延长术。

五、病理诊断

大体上可见宫颈内膜光滑，肌壁间未见结节及出血点，宫颈管处略粗糙；显微镜下可见癌细胞排列呈不规则腺样，筛网状，浸润性生长（图4-2）；免疫组织化学：P16（+），CEA（+），ER（−），PR（−），P53（−），Vimentin（−）。

病理结果提示：宫颈腺癌（高分化），浸润深度约5 mm；宫颈高级别上皮内病变（CIN Ⅱ~Ⅲ），累及腺体；阴道前壁、后壁切缘、宫旁组织未见癌组织；双附件未见特殊，各组淋巴结反应性增生。

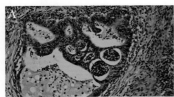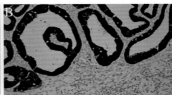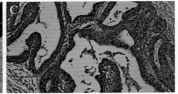

图 4-2 病灶的显微镜下所见

A：苏木精 - 伊红染色（hematoxylin-eosin staining，HE，×200）镜下可见癌细胞排列呈不规则腺样，筛网状，浸润性生长；B：P16 阳性表达（免疫组织化学法，×200）；C：CEA 阳性表达（免疫组织化学法，×200）。

六、临床诊断、分期及依据

（1）诊断及分期：宫颈腺癌，FIGO 分期ⅠB1 期。

（2）分期依据：影像学检查可见病变显示，最长径线小于 2.0 cm。经病理证实病变局限于子宫颈，病理浸润深度约 5 mm，无盆腔、腹膜后淋巴结转移及远处转移。

FIGO 分期Ⅰ期（早期）宫颈癌 CT/MR/PET 影像诊断要点

Ⅰ期宫颈癌属于早期宫颈癌，分为ⅠA 和ⅠB 期，病变部位严格局限于宫颈。早期宫颈癌的 CT 检查常由于软组织分辨率较低无法显示或仅表现为宫颈轻度饱满，MR 可以更准确、全面地显示肿瘤大小、形态、边缘、结合带及横向、纵向受侵情况。该病例借助 T_2WI 结构成像及 DWI、PET 的功能成像可清晰地显示肿瘤。横断位 T_2WI 显示肿瘤轮廓光滑、清晰，未向宫颈环状结构外突出，符合ⅠB 期（ⅠA 期为镜下浸润，ⅠB 期才有阳性影像学发现），结合其最大径线小于 2.0 cm，应属于ⅠB1 期。PET/CT 检查对早期宫颈癌诊断及分期的价值主要在于 PET，有助于发现 CT 上不可见的病灶，提供其高代谢区域、代谢程度等信息并排除远处转移。PET/MR 多模态成像在 T_2WI 高软组织分辨率结构像的基础上，进一步结合 DWI 及 PET 的功能信息，有助于对早期小病灶的检测及浸润性判断。

病例 2　宫颈癌 FIGO ⅡA2 期

一、简要病史

患者，女性，57 岁，主诉"绝经后阴道流血排液 2 个月，肛门偶有坠胀感"。

二、专科查体

外阴老年型，宫颈部见 4 cm×3 cm×3 cm 菜花样肿物，触之易出血，累及阴道。子宫常大，双附件未触及异常。三合诊未及异常。

三、相关检查

（1）实验室检查：SCCA：4.4 ng/mL（↑）；AFP：4.110 ng/mL（正常）；CEA：1.350 ng/mL（正常）；CA-125：15.05 U/mL（正常）；CA19-9：17.140 U/mL（正常）；HE4：63.791 pmol/L（正常）。

（2）HPV 检查：HPV18（＋）。

（3）阴道镜检查：宫颈表面不规则，Ⅲ度糜烂状外观，局部可见溃疡形成，延伸至阴道前壁上 1/3，阴道前壁上段见结节状病灶。多点组织穿刺活检提示：宫颈浸润性鳞状细胞癌（中分化）。

（4）PET/CT 及 PET/MR 影像表现：CT 图像（图 4-3 A）上可见宫颈饱满，密度不均匀，浆膜面尚光滑；MR 轴位（图 4-3 D）及矢状位（图 4-3 G）T_2WI 宫颈区见不规则稍高信号肿块，向下侵及阴道上部，肿块浸润深度大于 1/2 肌层，病变区子宫颈及阴道浆膜面尚光滑，周围脂肪间隙清晰，病灶大小约 2.6 cm×2.2 cm×4.5 cm（长径×短径×上下径），T_1WI 序列（图 4-3 C）对应位置呈等信号；DWI 图像（图 4-3 E）显示病变呈弥散受限高信号。PET/CT 融合图（图 4-3 B）可见宫颈区 FDG 高代谢肿块，SUV_{max}=10.03，高代谢范围约 2.2 cm×2.0 cm；肿块与前方膀胱及后方直肠分界清晰。PET/T_2W-MR 融合图像（图 4-3 F）进一步确认 MR 上肿块对应为 FDG 高代谢，SUV_{max}=12.22，全身 MIP 图像（图 4-3 I、J）未见远处转移。综上，PET/CT 提示宫颈癌，PET/MR 提示病变累及阴道上段、无宫旁浸润，且最长径大于 4.0 cm，符合宫颈癌 ⅡA2 期。

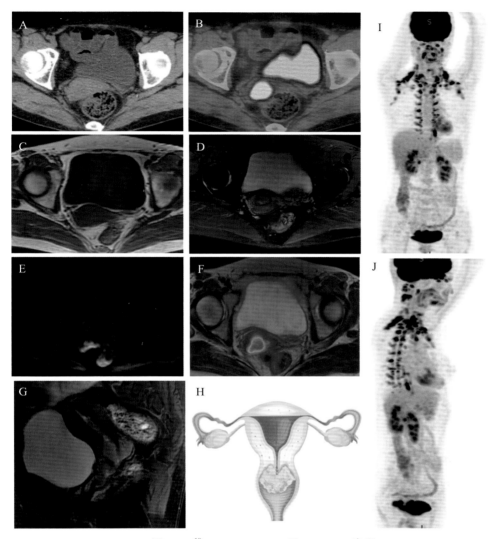

图 4-3 ^{18}F-FDG PET/CT 及 PET/MR 表现

A：轴位 CT 平扫图像；B：轴位 PET/CT 融合图像；C：轴位 T$_1$WI 图像；D：轴位 T$_2$WI 压脂图像；E：轴位 DWI 图像（b=1000 s/mm^2）；F：轴位 PET/MR 融合图像；G：矢状位 T$_2$WI 压脂图像；H：FIGO Ⅱ A 期宫颈癌的示意图；I、J：^{18}F-FDG PET 全身 MIP 图像（正、侧位），图中另见双侧肩颈部及脊柱旁棕色脂肪显影。

四、病理诊断

病灶活检镜下可见鳞状上皮异型增生，累及腺体，部分浸润性生长（图 4-4）。病理诊断：宫颈浸润性鳞状细胞癌。

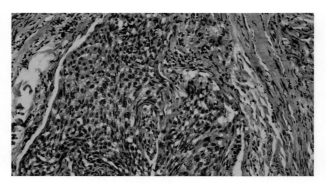

图 4-4　病灶活检组织 HE 染色镜下图（×200）

　　HE 染色（×200）镜下可见鳞状上皮异型增生，累及腺体，部分浸润性生长。

五、临床诊断、分期及依据

　　（1）诊断及分期：宫颈癌，FIGO 分期 Ⅱ A2 期。

　　（2）分期依据：病变浸润子宫深肌层，未突破浆膜面（无宫旁浸润），向下累及阴道上 2/3，最长径线大于 4.0 cm，无盆腔、腹膜后淋巴结及远处转移。

六、治疗方案

　　行盆腔根治性同步放化疗，包括外照射及阴道内照射治疗，放疗期间每周一次洛铂进行同步化疗。

病例 3　宫颈癌 FIGO II B 期

一、简要病史

患者，女性，58 岁，主诉"绝经后阴道流血及异常分泌物 2 个月"。

二、专科查体

外阴正常，阴道畅，宫颈部可见 4 cm×3 cm×3 cm 菜花样肿物，触之易出血，累及阴道，阴道前穹窿消失，局部增厚。子宫常大，双附件未触及异常。三合诊触及右侧骶韧带增厚，直肠未触及增厚。

三、相关检查

（1）实验室检查：SCCA：9.4 ng/mL（↑）；AFP：5.130 ng/mL（正常）；CEA：2.360 ng/mL（正常）；CA-125：17.248 U/mL（正常）；CA19-9：20.753 U/mL（正常）；HE4：55.621 pmol/L（正常）。

（2）HPV 检查：HPV16（+）。

（3）阴道镜检查：宫颈表面不规则，Ⅲ度糜烂状外观，局部溃疡形成，延伸至阴道前壁。多点组织穿刺活检提示：宫颈浸润性鳞状细胞癌（低分化）。

（4）PET/CT 及 PET/MR 影像表现：CT 图像（图 4-5 A）可见宫颈增粗，边缘毛糙，邻近脂肪间隙见索条影；MR 轴位（图 4-5 D）及矢状位（图 4-5 G）T_2WI 序列于子宫体下段 – 宫颈内见不规则形稍高信号肿块，大小约 4.8 cm×3.1 cm×4.4 cm（长径 × 短径 × 上下径），T_1WI（图 4-5 C）上呈等信号，病灶内部信号较均匀，肿块向下累及阴道上段，横向浸润超过 1/2 肌层，横断位 T_2WI、T_1WI 病变区宫颈右缘浆膜面毛糙，邻近宫旁脂肪间隙可见索条影，未见侵及前方膀胱、后方直肠，DWI（图 4-5 E）上病灶呈稍高信号。PET/CT 融合图像（图 4-5 B）显示宫颈区可见 FDG 高代谢灶，SUV_{max}=13.40，较大横截面约 4.7 cm×3.0 cm，病变向阴道延续；PET/T_2W-MR 融合图像（图 4-5 F）可见肿块呈明显 FDG 高代谢，SUV_{max}=13.15。全身 MIP 图像（图 4-5 I、J）未见远处转移。综上，PET/CT 提示宫颈癌，累及阴道上段；PET/MR 提示宫旁浸润，FIGO Ⅱ B 期可能大。

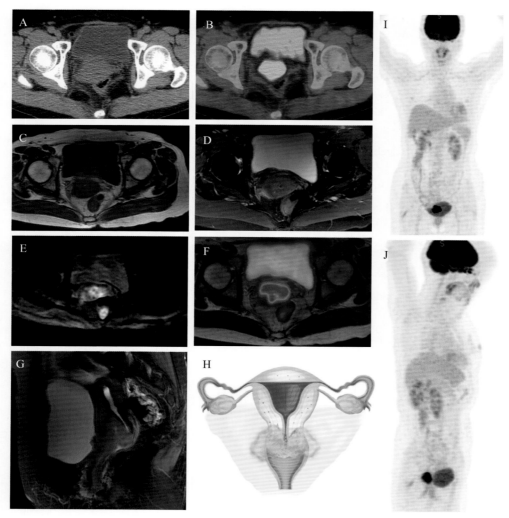

图 4-5　^{18}F-FDG PET/CT 及 PET/MR 表现

　　A：轴位 CT 平扫图像；B：轴位 PET/CT 融合图像；C：轴位 T_1WI 图像；D：轴位 T_2WI 压脂图像；E：轴位 DWI 图像（b=1000 s/mm^2）；F：轴位 PET/MR 融合图像；G：矢状位 T_2WI 压脂图像；H：FIGO ⅡB 期宫颈癌的示意图；I、J：^{18}F-FDG PET 全身 MIP 图像（正、侧位）。

四、病理诊断

　　活检镜下可见鳞状上皮异型增生（图 4-6），呈浸润性生长，病理诊断为宫颈浸润性鳞状细胞癌。

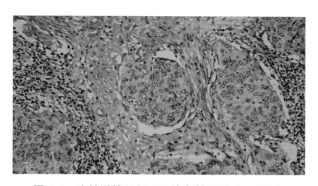

图 4-6 病灶活检组织 HE 染色镜下图（×200）

HE 染色（×200）镜下可见鳞状上皮异型增生，浸润性生长。

五、临床诊断、分期及依据

（1）诊断及分期：宫颈鳞状细胞癌，FIGO 分期ⅡB 期。

（2）分期依据：三合诊触及右侧骶韧带增厚，病理证实为宫颈癌，PET/CT 及 PET/MR 检查提示病变中心位于宫颈，向下累及阴道上段，有宫旁浸润，无盆腔淋巴结及远处转移。

六、治疗方案

给予盆腔放疗＋腔内照射＋含铂类药物的同步化疗，以控制亚临床病灶及预防远处转移。

FIGO 分期 Ⅱ 期宫颈癌 CT/MR/PET 诊断要点

Ⅱ期宫颈癌属于局部晚期，CT 可表现为宫颈增粗，形态不规则，密度不均匀，但是不利于判断病变的纵向及横向侵犯情况。MR 矢状位 T_2WI 序列易于显示肿瘤纵向侵犯情况，注意病灶（如病例 3）向上侵犯子宫体下段并不提升其分期；轴位 T_2WI 易于显示宫旁横向侵犯情况，主要表现为宫颈低信号基质环局部中断，宫旁脂肪间隙多发索条、结节影，但仍与膀胱及直肠分界清晰。Ⅰ期和ⅡA 期宫颈癌的区分要点在于是否累及阴道上 2/3，ⅡA 和ⅡB 期宫颈癌的区分要点主要在于有无宫旁浸润。中晚期宫颈癌的 PET/CT 及 PET/MR 图像均表现为体积较大、FDG 高代谢的肿块，但 MR 的高软组织分辨率结合 PET 代谢功能成像使其能够更加准确地诊断宫旁浸润，排除盆壁受侵。此外，对于局部晚期宫颈癌，PET/MR 多模态成像可从病灶大小、水分子弥散受限程度、葡萄糖代谢变化等多角度综合评估治疗疗效，对同步放化疗疗效评估具有重要价值。钆喷酸葡胺动态增强检查并非分期所必需，有时会因静脉丛强化而干扰对宫旁侵润的判断，但对于同步放化疗的疗效评估，有利于区分肿瘤内部纤维化成分。

病例 4 宫颈癌 FIGO ⅢA 期

一、简要病史

患者，女性，52岁，主诉"阴道墨绿色分泌物2年，接触性出血1年，不规则阴道流血3个月余"。

二、专科查体

阴道壁两侧及阴道口可见菜花样肿物，触之有出血。宫颈口可见约1.5 cm×1.0 cm大小的息肉样肿物，子宫常大，双附件未触及异常。

三、相关检查

（1）实验室检查：AFP：5.527 ng/mL（正常）；CEA：0.897 ng/m（正常）；CA-125：25.814 U/mL（正常）；SCCA：2.9 ng/mL（↑）。

（2）HPV 检查：HPV16（+）。

（3）PET/CT 及 PET/MR 影像表现：CT 平扫（图 4-7 A）示子宫颈部增粗，密度不均。PET/CT 融合图像（图 4-7 B、C）显示宫颈左侧壁可见 FDG 代谢增高影，较大截面约 2.1 cm×1.5 cm，SUV_{max} 为 9.71，高代谢病灶向下延伸至阴道，并累及阴道下 1/3，但具体边界显示不清。MR 示子宫颈部增粗，宫颈左侧壁见 T_2WI（图 4-7 D）稍高信号结节，大小约 2.0 cm×1.3 cm×2.1 cm（长径 × 短径 × 上下径），宫颈结合带局部模糊。PET/MR 融合图像（图 4-7 E）显示宫颈左侧壁病灶 FDG 摄取增高，SUV_{max} 为 9.97。T_2WI 矢状位（图 4-7 G）见阴道壁信号升高，累及阴道下 1/3，PET/MR 融合图像（图 4-7 F、H）上可见阴道 FDG 摄取不均匀增高，SUV_{max} 为 9.87。双侧附件区未见异常信号影或异常放射性分布影，盆腔未见增大的淋巴结。全身 MIP 图像（图 4-7 J、K）未见远处转移。PET/CT 和 PET/MR 均提示宫颈左侧壁局限 FDG 高代谢灶，累及阴道下 1/3，符合 FIGO ⅢA 期改变。

四、病理诊断

活检镜下可见：鳞状上皮异型增生，乳头状排列，浸润生长（图 4-8）；病理诊断为宫颈乳头状鳞状细胞癌。

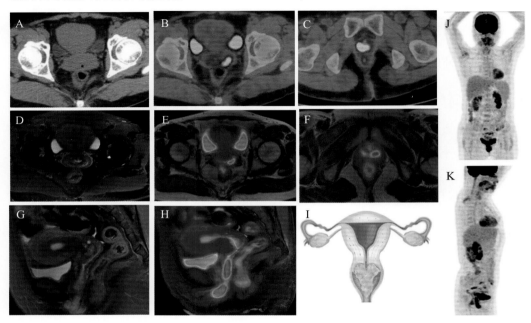

图 4-7　^{18}F-FDG PET/CT 及 PET/MR 表现

A：轴位 CT 平扫图像；B、C：轴位 PET/CT 融合图像；D：轴位 T$_2$WI 压脂图像；E、F：轴位 PET/MR 融合图像；G：矢状位 T$_2$WI 压脂图像；H：矢状位 PET/MR 融合图像；I：FIGO Ⅲ A 期宫颈癌的示意图；J、K：^{18}F-FDG PET 全身 MIP 图像（正、侧位）。

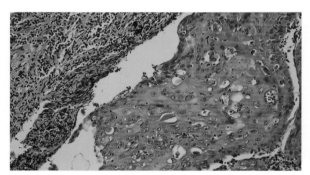

图 4-8　病灶活检组织 HE 染色镜下图（×200）

HE 染色（×200）镜下可见鳞状上皮异型增生，乳头状排列，浸润生长。

五、临床诊断、分期及依据

（1）诊断及分期：宫颈癌，FIGO 分期 Ⅲ A 期。

（2）分期依据：肿瘤累及阴道下 1/3，尚未累及骨盆壁。无盆腔或腹主动脉旁淋巴结转移。无远处转移。

六、治疗方案

行盆腔外照射放射治疗 + 近距离放疗 + 含铂类的同步化疗。

病例 5　宫颈癌 FIGO ⅢB 期

一、简要病史

患者，女性，73 岁，主诉"排尿困难 1 月余"。

二、专科查体

外阴正常，阴道畅，宫颈见一 3 cm×4 cm×5 cm 菜花样肿物，质地脆，触之极易出血，累及阴道，阴道后穹窿无法暴露，前穹窿受累。子宫稍大，双附件未触及异常。

三、相关检查

（1）实验室检查：SCCA：12.0 ng/mL（↑）；CA-125：49.41 U/mL（↑）；AFP：4.12 ng/mL（正常）；CEA：0.91 ng/mL（正常）。

（2）PET/CT 及 PET/MR 影像表现：CT 平扫（图 4-9 A）示宫颈增粗，密度不均，浆膜面毛糙，曲面重建图像（图 4-10 A）显示右肾盂及右侧输尿管扩张积水。PET/CT 融合图像（图 4-9 B）示宫颈 FDG 代谢增高肿块，大小约 6.7 cm×3.8 cm，SUV_{max} 为 20.82。MR 示宫颈增粗，见 T_1WI（图 4-9 C）等信号、T_2WI（图 4-9 D）等–稍高信号肿块影，DWI（图 4-9 E）呈高信号，病灶大小约 6.4 cm×4.1 cm×5.3 cm（长径 × 短径 × 上下径）。肿物向宫旁突起，宫颈纤维基质环信号中断，阴道近端与肿物相延续。轴位（图 4-10 B）及矢状位（图 4-9 G、图 4-10 C）T_2WI 图像均可显示肿瘤累及右侧输尿管下段，其近端右侧输尿管积水扩张。PET/MR 融合图像（图 4-9 F）显示宫颈病灶 FDG 摄取增高，SUV_{max} 为 21.48。双侧附件区未见异常信号影或异常放射性分布影，盆腔未见增大的淋巴结。全身 MIP 图像（图 4-9 I、J）未见远处转移，右肾显影较对侧浅淡，右侧集尿系显影欠清。结合 PET/CT 和 PET/MR 图像，诊断为宫颈恶性占位（宫颈癌）合并右侧输尿管下段受侵、右肾积水（FIGO 分期ⅢB 期）。

四、病理诊断

活检镜下可见：异型细胞巢状排列，浸润性生长（图 4-11）；病理诊断为宫颈鳞状细胞癌（中分化）。

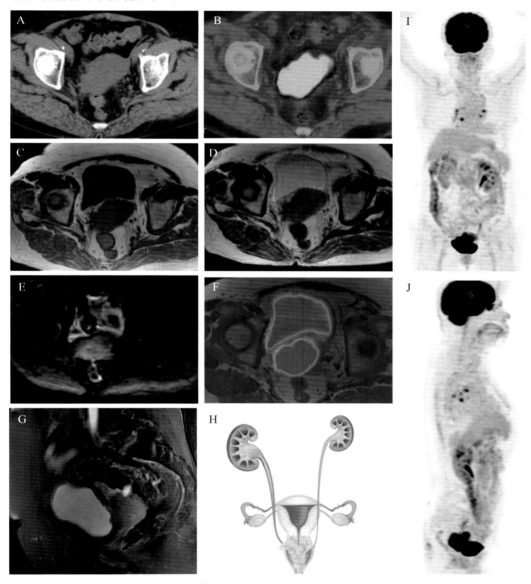

图 4-9 ^{18}F-FDG PET/CT 及 PET/MR 表现

A：轴位 CT 平扫图像；B：轴位 PET/CT 融合图像；C：轴位 T_1WI 图像；D：轴位 T_2WI 图像；E：轴位 DWI 图像（b=1000 s/mm²）；F：轴位 PET/MR 融合图像；G：矢状位 T_2WI 压脂图像；H：FIGO ⅢB 期宫颈癌的示意图；I、J：^{18}F-FDG PET 全身 MIP 图像（正、侧位）。

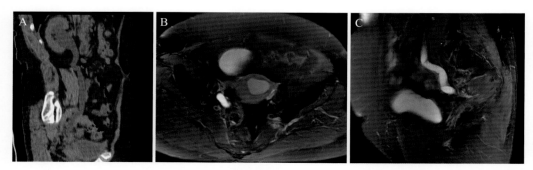

图 4-10　右肾及右侧输尿管积水的 CT 及 MR 表现

A：曲面重建 CT 平扫图像；B：轴位 T_2WI 压脂图像；C：矢状位 T_2WI 压脂图像。

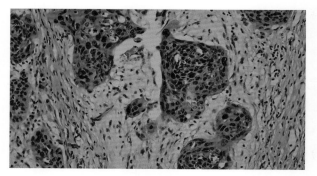

图 4-11　病灶活检组织 HE 染色镜下图（×200）

HE 染色（×200）镜下可见异型细胞巢状排列，浸润性生长。

五、临床诊断、分期及依据

（1）诊断及分期：宫颈癌，FIGO 分期Ⅲ B 期。

（2）诊断依据：经病理证实为宫颈癌，PET/CT 及 PET/MR 显示肿瘤侵及右侧输尿管导致右肾积水，无盆腔或腹主动脉旁淋巴结转移，无远处转移。

六、治疗方案

盆腔外照射放疗 + 近距离放疗 + 含铂类的同步化疗。

病例 6　宫颈癌 FIGO ⅢC 期

一、简要病史

患者，女性，75 岁，主诉"阴道不规则流血 1 个月"。

二、专科查体

外阴阴道黏膜正常，宫颈质硬增粗，宫颈管消失，累及阴道长度约 1 cm。

三、相关检查

（1）实验室检查：SCCA：14.8 ng/mL（↑）。AFP：2.63 ng/mL（正常）；CEA：2.31 ng/mL（正常）；CA-125：10.21 U/mL（正常）；CA19-9：8.53 U/mL（正常）。

（2）HPV 检查：HPV16（+）。

（3）PET/CT 及 PET/MR 影像表现：CT 平扫（图 4-12 A）示子宫颈部增粗，形态不规整，病灶为等密度，突出于宫颈轮廓之外。PET/CT 融合图像（图 4-12 B）示子宫颈部 FDG 高代谢肿块影，较大截面约 5.1 cm × 3.9 cm，SUV_{max} 为 22.45。MR 示子宫颈部增粗，病变呈 T_1WI（图 4-12 C）等信号、T_2WI（图 4-12 D）稍高信号，病灶大小约 5.3 cm × 3.8 cm × 5.0 cm（长径 × 短径 × 上下径）；T_2WI 上低信号的宫颈基质环显示欠清。PET/MR 融合图像（图 4-12 F）显示子宫颈部病灶 FDG 摄取增高，SUV_{max} 为 23.68。T_2WI 矢状位（图 4-12 E）图像显示肿瘤与膀胱及直肠分界尚清晰。CT 平扫（图 4-13 A）及轴位 T_2WI（图 4-13 C）上双侧盆壁可见数枚稍大淋巴结，较大者位于右侧髂内组（图 4-13 上箭头所指处），直径约 1.3 cm，PET/CT 及 PET/MR（图 4-13 B、D）FDG 代谢增高，SUV_{max} 分别约为 4.58、4.69，DWI 上（图 4-13 E）淋巴结呈高信号。双侧附件区未见异常放射性分布。全身 MIP 图像（图 4-12 G、H）未见其他远处转移。结合 PET/CT 和 PET/MR 图像，诊断为子宫颈部恶性占位（宫颈癌），伴盆腔淋巴结转移（FIGO ⅢC 期）。

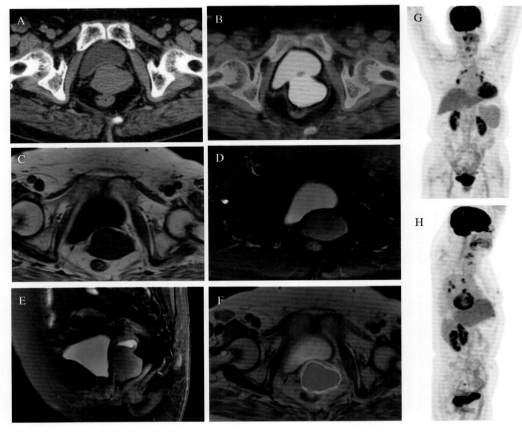

图 4-12　^{18}F-FDG PET/CT 及 PET/MR 表现

A：轴位 CT 平扫图像；B：轴位 PET/CT 融合图像；C：轴位 T_1WI 图像；D：轴位 T_2WI 压脂图像；E：矢状位 T_2WI 压脂图像；F：轴位 PET/MR 融合图像；G、H：^{18}F-FDG PET 全身 MIP 图像（正、侧位）。

四、病理诊断

活检镜下可见：癌细胞排列呈巢片状、梁状，浸润生长（图 4-14）；病理诊断为宫颈鳞状细胞癌（中 – 低分化）。

五、临床诊断、分期及依据

（1）诊断及分期：宫颈癌 FIGO 分期Ⅲ C1 期。

（2）诊断依据：右侧盆壁淋巴结转移，无腹主动脉旁淋巴结转移，无远处转移。

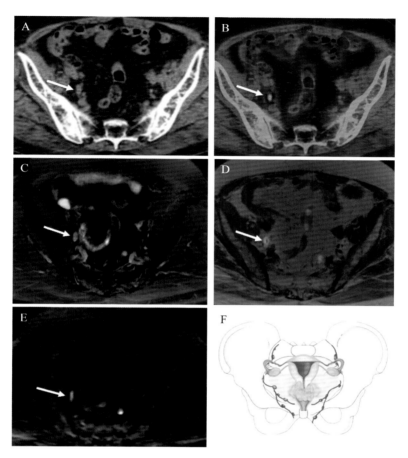

图 4-13 ^{18}F-FDG PET/CT 及 PET/MR 表现

A：轴位 CT 平扫图像；B：轴位 PET/CT 融合图像；C：轴位 T$_2$WI 压脂图像；D：轴位 PET/MR 融合图像；E：轴位 DWI 图像（b=1000 s/mm^2）；F：FIGO Ⅲ C 期宫颈癌的示意图。

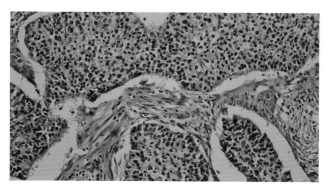

图 4-14 病灶活检组织 HE 染色镜下图（×200）

HE 染色（×200）镜下可见癌细胞排列呈巢片状、梁状，浸润生长。

六、治疗方案

盆腔外照射放疗＋近距离放疗＋含铂类的同步化疗＋腹主动脉旁淋巴结外照射。

FIGO 分期 Ⅲ 期宫颈癌 CT/MR/PET 诊断要点

与 2009 年版的宫颈癌 FIGO 分期相比，2018 年版的宫颈癌 FIGO 分期中Ⅲ A 期和Ⅲ B 期没有变化，它们是从Ⅱ期自然进展而来，并由肿瘤扩散的范围和方向决定。而Ⅲ C 期是一个全新的子阶段，NCCN 指南中强调了 PET 检查对诊断淋巴结转移的重要性。因此，利用影像学检查，尤其是 PET 检查，对宫颈癌患者进行精准分期和治疗方案的选择具有重要意义。

FIGO Ⅲ A 期宫颈癌的影像诊断关键在于肿瘤累及阴道下 1/3。肿瘤在 T_2WI 中表现为中等或稍高信号，弥散受限。结合 MR 影像及 PET 影像有助于准确评估肿瘤侵及阴道的范围，其中 MR 矢状位序列最具有诊断价值。而由于 CT 软组织分辨力的局限性，PET/CT 检查有时则难以准确评估肿瘤侵及阴道的范围，从而导致分期降低，影响治疗方案的制订。

FIGO Ⅲ B 期宫颈癌的影像诊断关键在于骨盆壁受累。骨盆侧壁以闭孔内肌和梨状肌为边界，包含髂血管、骨盆输尿管（图 4-9 H）和外侧淋巴结。在影像图像中，当肿瘤距离盆腔壁小于 3 mm 时可诊断为盆壁受累。由于 MR 优越的软组织分辨力，PET/MR 较 PET/CT 通常能够更加准确地定位肿瘤边界。此外，肿瘤侵犯输尿管引起继发的输尿管或肾积水是Ⅲ B 期疾病的另一个指标。然而，需要注意排除其他原因导致的肾积水，如子宫内膜异位症或尿路结石等。

FIGO Ⅲ C 期宫颈癌的影像诊断关键在于盆腔和腹主动脉旁淋巴结受累。2018 年的宫颈癌 FIGO 分期新增了对盆腔及腹主动脉旁淋巴结的评估。盆腔和腹主动脉旁淋巴结受累对宫颈癌的预后有显著影响，如果淋巴结呈阳性，疾病复发概率会增加，同时总生存率也会降低。因此，准确判断淋巴结状态对宫颈癌治疗方案的选择有着重要的指导意义。MR 和 CT 对淋巴结状态的判断主要根据淋巴结的大小及形态。而 PET 对淋巴结状态的判断则根据 SUV_{max} 值。研究发现，PET/CT 及 PET/MR 对淋巴结转移诊断的准确率均高于单独使用 CT 或 MR。此外，一些 PET 的衍生参数，如 MTV 和 TLG 等，或者结合 PET/MR 的扩散相关系数（D）等参数，已被报道有助于预测肿瘤对治疗的反应、淋巴结疾病的风险和总生存期。

病例 7 宫颈癌 FIGO ⅣB 期

一、简要病史

患者，女性，59 岁，主诉"异常阴道流血 15 天"。

二、专科查体

外阴发育正常，阴道畅，黏膜无充血；宫颈处被菜花样组织覆盖，未见穹窿，触之易出血；子宫变大，形态规则，活动度可，无压痛；双附件未见明显异常。三合诊：左侧主骶韧带增厚达盆壁。

三、相关检查

（1）实验室检查：SCCA：1.46 ng/mL（正常）；AFP：2.56 ng/mL（正常）；CEA：1.89 ng/mL（正常）；CA-125：9.56 U/mL（正常）；CA19-9：7.68 U/mL（正常）。

（2）超声检查：子宫后倾位，大小约 4.9 cm × 2.8 cm × 2.5 cm，宫腔内可见积液，范围约 2.0 cm × 0.4 cm。宫颈部见 3.4 cm × 2.3 cm 实性肿物，边界模糊，形态不规整，内呈低回声，CDFI 可检出血流信号。双卵巢未探及。双附件区未见明显占位性病变。超声诊断：①宫颈部实性肿物；②宫腔积液。

（3）PET/CT 及 PET/MR 影像表现：CT 图像（图 4-15 A、图 4-16 A）显示宫颈增粗，浆膜面略不光滑，同时左侧坐骨及耻骨体见骨质破坏；MR 检查横断位 T_2WI 序列（图 4-15 D）可见宫颈类圆形稍高信号肿块，T_1WI 序列（图 4-15 C）呈等信号，左侧坐骨及耻骨体见 T_2 压脂序列（图 4-16 C）高信号骨质破坏。PET/CT 融合图（图 4-15 B、图 4-16 B）可见宫颈增粗，FDG 代谢增高，SUV_{max}=14.79，病灶较大截面约 3.0cm × 4.0 cm；左侧坐骨及耻骨体骨破坏区处 FDG 代谢升高，SUV_{max} 分别为 18.78、17.84。PET/T_2W-MR 融合图像（图 4-15 F、图 4-16 D）明确显示宫颈肿块性病灶伴 FDG 高代谢，SUV_{max}=16.82，同时左侧坐骨及耻骨体均有明显放射性分布浓聚，SUV_{max} 分别为 20.64、19.78。全身 MIP 图像（图 4-15 G、H）显示第一腰椎椎体左侧缘放射性浓聚。PET/CT 提示宫颈代谢浓聚，结合左坐骨、耻骨及第一腰椎椎体左侧缘高代谢考虑宫颈癌伴骨转移；PET/MR 可明确显示宫颈肿块与骨病变，进一步确认宫颈癌伴骨转移（符合 FIGO Ⅳ B 期）。

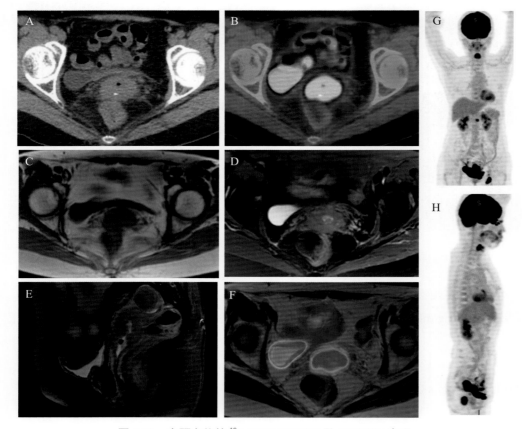

图 4-15 宫颈占位的 ^{18}F-FDG PET/CT 及 **PET/MR** 表现

A：轴位 CT 平扫图像；B：轴位 PET/CT 融合图像；C：轴位 T$_1$WI 图像；D：轴位 T$_2$WI 压脂图像；E：矢状位 T$_2$WI 压脂图像；F：轴位 PET/MR 融合图像；G、H：^{18}F-FDG PET 全身 MIP 图像（正、侧位）。

四、病理诊断

病灶活检镜下可见（图 4-17）：细胞排列呈巢状，浸润性生长；病理诊断为宫颈鳞状细胞癌（中 – 低分化）。

五、临床诊断、分期及依据

（1）诊断及分期：宫颈癌，FIGO 分期Ⅳ B 期。

（2）分期依据：经病理证实的宫颈癌，PET/CT 及 PET/MR 提示合并多发骨转移。

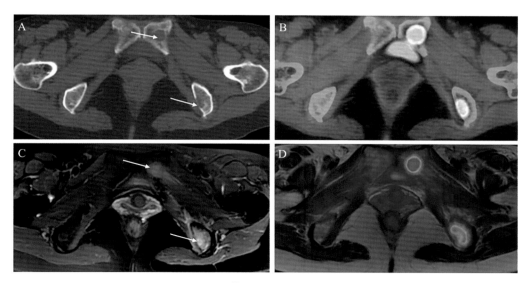

图 4-16 骨转移灶的 ^{18}F-FDG PET/CT 及 PET/MR 表现

A：轴位 CT 平扫图像，箭头所指处为左侧坐骨及耻骨体的转移灶；B：轴位 PET/CT 融合图像；C：轴位 T_2WI 压脂图像，箭头所指处为左侧坐骨及耻骨体的转移灶；D：轴位 PET/MR 融合图像。

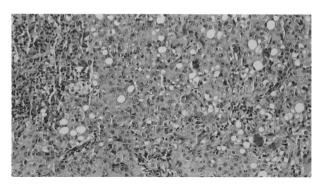

图 4-17 病灶活检组织 HE 染色镜下图（×200）

HE 染色（×200）镜下可见细胞排列呈巢状，浸润性生长。

六、治疗方案

行体外照射 + 腔内照射 + 顺铂同步化疗，其间行伊班膦酸钠注射液（佳诺顺）抗骨转移治疗。

FIGO 分期 Ⅳ 期宫颈癌 CT/MR/PET 诊断要点

FIGO 分期Ⅳ期宫颈癌的影像诊断要点在于准确判断病灶对膀胱或直肠黏膜等

邻近器官的侵袭情况以及远处转移情况。CT 扫描在评估局部晚期宫颈癌时较局限，有时很难明确显示肿瘤的大小、与周围组织的关系，仅能提示宫颈增粗或周围间隙模糊、边界不清。但 CT 对骨骼的细节显示非常清晰，能够很好地显示骨皮质和骨小梁结构的破坏情况。MR 能够详细显示肿瘤对周围软组织、膀胱、直肠等邻近器官的浸润情况，还能够清晰地显示骨转移灶周围的水肿和炎症反应情况。PET/CT 结合了功能成像与解剖成像的优势，能够通过 ^{18}F-FDG 代谢活性评估肿瘤的活性和全身转移情况，对于发现骨转移病灶尤为敏感。PET/MR 则在整合了 MR 软组织分辨率和 PET 代谢信息的基础上，进一步提升了对局部浸润及远处转移的综合评估能力。总体而言，CT 可以用于病变初步筛查和骨盆结构评估，MR 可以用于详细评估软组织的浸润情况，PET/CT 和 PET/MR 则在评估病灶代谢和全身转移方面具有不可替代的优势。这些影像技术的综合应用，有助于更准确地评估 FIGO 分期Ⅳ期宫颈癌的具体病情，从而指导制订个体化治疗方案。

病例 8　宫颈癌患者的疗效评估

一、简要病史

患者，女性，53 岁，主诉"体检发现宫颈病变 1 月余"。

二、专科查体

外阴发育正常，阴道畅，宫颈增粗，可触及病灶约 3.5 cm，内生型，宫颈下唇可见菜花样改变，子宫前位，常大，活动度良好，无压痛，双附件区软，无压痛。三合诊：宫旁软，主骶韧带未及增厚。

三、相关检查

（1）实验室检查：SCCA：14.50 ng/mL（↑）；AFP：1.1 ng/mL（正常）；CEA：3.1 ng/mL（正常）；CA-125：39.2 U/mL（↑）；CA19-9：< 2 U/mL（正常）。

（2）HPV 检查：HPV16（+），HPV52（+）。

（3）阴道镜检查：阴道镜检查充分，可见完整的鳞柱交界，宫颈转化区 2 型，可见广基菜花样组织，组织糟脆，易出血，表面可见点状血管，见厚醋白上皮，碘试验不着色。两侧阴道壁着色可。

（4）病理诊断：活检镜下可见鳞状上皮异性增生，排列呈巢片状、浸润性生长，病理诊断为宫颈鳞癌。

（5）治疗前、后 PET/MR 影像表现：治疗前轴位 T_2WI 序列（图 4-18 B）可见宫颈内类圆形稍高信号肿块，T_1WI 序列（图 4-18 A）上呈等信号，矢状位 T_2WI（图 4-18 C）可见肿块局限于宫颈区，向上未达宫体、向下未达阴道，病灶大小约 2.4 cm × 2.1 cm × 2.1 cm，宫颈段部分结合带消失。PET/T_2W-MR 融合图像（图 4-18 D）可见病灶 FDG 摄取增高，SUV_{max}=6.98；宫颈病灶处 ADC（图 4-18 E）值为 $0.75 \times 10^{-3} mm^2/s$；双侧附件区及盆壁未见异常摄取。结合 PET/MR 图像，考虑宫颈癌，FIGO Ⅰ B2 期。

予患者根治性放化疗及靶向治疗，5 周后复查 PET/MR。复查结果示：轴位 T_1WI 序列（图 4-18 F）、轴位（图 4-18 G）及矢状位（图 4-18 H）T_2WI 上宫颈未见明显肿块影，PET/T$_2$W-MR 融合图像（图 4-18 I）宫颈未见异常 FDG 摄取，宫颈未见明显弥散受限灶；双侧附件区及盆壁未见异常摄取。

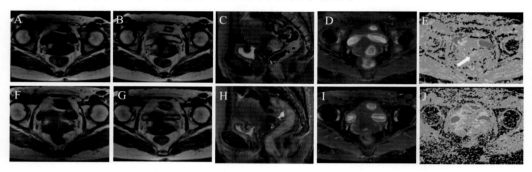

图 4-18　治疗前、后的 ^{18}F-FDG PET/MR 表现

　　A：治疗前轴位 T$_1$WI 图像；B：治疗前轴位 T$_2$WI 图像；C：治疗前矢状位 T$_2$WI 抑脂图像；D：治疗前轴位 ^{18}F-FDG PET/MR 融合图像；E：治疗前轴位 ADC 图像；F：治疗后轴位 T$_1$WI 图像；G：治疗后轴位 T$_2$WI 图像；H：治疗后矢状位 T$_2$WI 抑脂图像；I：治疗后轴位 ^{18}F-FDG PET/MR 融合图像；J：治疗后轴位 ADC 图像。

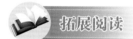 拓展阅读

　　PET/MR-DWI 通过整合 PET 的功能信息（本病例为 ^{18}F-FDG 的代谢情况）、MR 的解剖信息（病灶的大小、形态等）以及扩散加权成像（DWI）的水分子扩散信息，多参数、多角度反映肿瘤治疗前后的变化，为早期、有效评价治疗反应提供客观指标，在肿瘤的疗效评估方面体现出显著优势。

（于　洋　张　乐　杜思瑶）

参考文献

［1］SALIB M Y, RUSSELL J H B, STEWART V R, et al. 2018 FIGO Staging Classification for Cervical Cancer: Added Benefits of Imaging[J]. Radiographics, 2020, 40(6): 1807-1822.

［2］PAPADIA A, GASPARRI M L, GENOUD S, et al. The combination of preoperative PET/CT and sentinel lymph node biopsy in the surgical management of early-stage cervical cancer[J]. J Cancer Res Clin Oncol, 2017, 143(11): 2275-2281.

［3］SARABHAI T, SCHAARSCHMIDT B M, WETTER A, et al. Comparison of (18) F-FDG PET/MRI and MRI for pre-therapeutic tumor staging of patients with primary cancer of the uterine cervix[J]. Eur J Nucl Med Mol Imaging, 2018, 45(1): 67-76.

［4］GANDY N, ARSHAD M A, PARK W E, et al. FDG-PET Imaging in Cervical Cancer[J]. Semin Nucl Med, 2019, 49(6): 461-470.

［5］XU C, SUN H, DU S, et al. Early treatment response of patients undergoing concurrent chemoradiotherapy for cervical cancer: An evaluation of integrated multi-parameter PET-IVIM MR[J]. Eur J Radiol, 2019, 1(117): 1-8.

［6］XU C, DU S, ZHANG S, et al. Value of integrated PET-IVIM MR in assessing metastases in hypermetabolic pelvic lymph nodes in cervical cancer: a multi-parameter study[J]. Eur Radiol, 2020, 30(5): 2483-2492.

第五章

子宫内膜癌 PET/CT 与 PET/MR 病例对照解析

　　子宫内膜癌是最常见的妇科恶性肿瘤之一，近年来发病率呈上升趋势，临床上以不规则阴道出血、排液为主要症状。临床诊疗指南将肿瘤侵及肌层深度、宫颈间质及宫旁结构是否受侵、淋巴结转移及脉管侵犯作为分期及预后风险分层的主要因素，基于影像学检查的术前评估肿瘤分期及预后风险分层对临床个体化治疗至关重要。

　　多普勒超声是子宫内膜癌术前评估的常规影像学检查，超声上子宫内膜癌的典型表现为子宫增大、内膜增厚、回声不均、内膜与肌层无清晰交界线等，但超声对病灶肌层浸润深度的判断易受周围结构的影响。不同于超声，CT 受周围结构的影响较小，但由于其软组织对比度较低，常规的平扫检查难以显示肿瘤边界及侵袭范围，增强 CT 虽然可以为淋巴结及远处转移提供诊断依据，但对肌层浸润深度判断的准确性仍较低。MR 具有优良的软组织分辨率和高敏感的肌层浸润诊断能力，能够清晰地显示病变及周围软组织结构，但肿瘤的早期浸润及反应性淋巴结增大难以通过MR 的常规序列进行诊断，DWI 等功能成像有助于进行病灶及淋巴结的良恶性鉴别。PET/CT 与 PET/MR 融合了结构成像的高分辨率与分子代谢成像的高灵敏度，对子宫内膜癌的术前分期、术后随访及疗效评价等具有重要的价值，其中 PET/MR 在显示组织器官的解剖结构、肿瘤局部分期及预测转移性淋巴结方面明显优于 PET/CT，并且其辐射量仅为 PET/CT 的 20%，但全身 PET/MR 多序列扫描时间较长、价格较高，对远处转移的诊断效能低于 PET/CT。因此，通过对比不同临床分期子宫内膜癌的PET/CT 与 PET/MR 影像特征，可以促进合理化选择多模态影像检查，帮助临床更好的诊疗，改善患者的预后。

病例 1　子宫内膜癌 FIGO I A 期

一、简要病史

患者，女性，64 岁，主诉"绝经 9 年，阴道不规则流血 2 个月"。

二、专科查体

外阴发育正常，阴道畅。宫颈光滑，萎缩。子宫前倾位，质中，无明显触痛。双附件区未见明显异常。

三、相关检查

（1）实验室检查：AFP：2.56 ng/mL（正常）；CEA：3.05 ng/mL（正常）；CA19-9：9.62 U/ mL（正常）；CA-724：1.18 U/mL（正常）；CA-125：11.01 U/mL（正常）；HE4：89.97 pmol/L（正常）；SCCA：0.7 ng/mL（正常）。

（2）宫腔镜检查：宫腔镜结果显示子宫前倾前屈，宫颈常大、光滑，宫腔长 9.5 cm。宫腔内多发内膜增厚，表面可见异型血管，双侧输卵管开口不可见，宫颈管内膜光滑（图 5-1）。子宫内膜分段诊刮提示：子宫内膜增生改变。

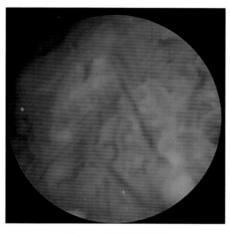

图 5-1　宫腔镜表现

（3）PET/CT 及 PET/MR 影像表现：^{18}F-FDG PET/CT 融合图像（图 5-2 B）显示宫腔内 FDG 高摄取病灶，SUV$_{max}$=17.94，病灶较大截面约 1.8 cm × 1.5 cm，CT 上

呈等密度（图5-2 A，平均CT值约45 Hu），肌层浸润深度显示不清。同层 T_1WI（图5-2 C）上病灶呈等信号，T_2WI 上（图 5-2 D、G）病灶以稍高信号为主，周围结合带局部显示欠清，肌层的浸润深度较深处约 4 mm（对应部位全肌层厚度约 11 mm，浸润深度

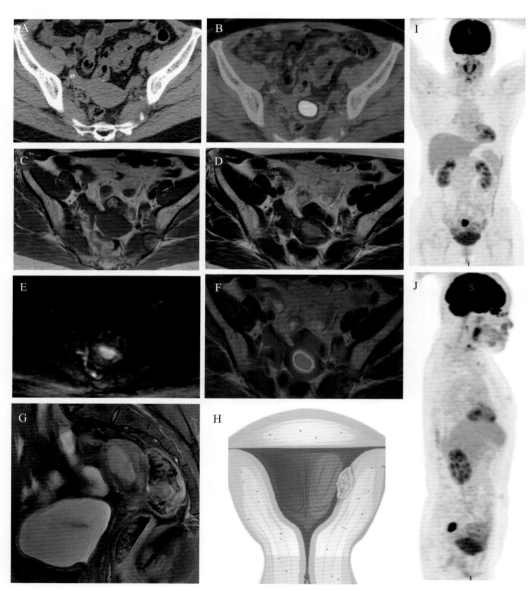

图 5-2　^{18}F-FDG PET/CT 及 PET/MR 图像

A：轴位 CT 平扫；B：轴位 PET/CT 融合图；C ~ F：轴位 T_1WI、T_2WI、DWI（b=1000 s/mm^2）及 PET/MR 融合图；G：矢状位 T_2WI 压脂图像；H：FIGO ⅠA 期子宫内膜癌的示意图；I、J：^{18}F-FDG PET/CT 全身 MIP 图像（正、侧位）。

小于 1/2 全肌层), DWI 上病灶呈高信号 (图 5-2 E); PET/T$_2$W-MR 融合图像 (图 5-2 F) 能够清晰显示子宫内膜明显增厚呈团块状, 伴 FDG 摄取明显增高, SUV$_{max}$=16.69, 病灶较大截面约 2.2 cm × 1.5 cm, 全身 MIP 图像 (图 5-2 I、J) 显示其余全身各处未见异常 FDG 摄取。综上, 根据 PET/CT 的影像表现只能诊断为子宫内膜癌 FIGO 分期 I 期, 而 PET/MR 影像表现则能进一步诊断为 I A 期。

四、治疗方案

治疗方案采取经腹腔镜行全子宫双附件切除术 + 盆腹腔淋巴结清扫。

五、病理诊断

术后大体标本显示宫腔内见 3.0 cm × 2.5 cm 的菜花样隆起, 黄白色, 质略软, 浸润小于 1/2 全层。对内膜广泛取材, 镜下显示癌细胞排列呈腺样, 筛网状 (图 5-3)。免疫组织化学: ER (50%+), PR (50%+), P53 (-), MLH1 (+), PMS2 (+), MSH2 (+), MSH6 (+), 未检测到错配修复蛋白表达缺失。最终病理诊断为高分化子宫内膜样腺癌, 浸润表浅肌层, 宫颈管、阴道断端、宫旁未见癌, 各组淋巴结反应性增生, 双附件未见特殊。

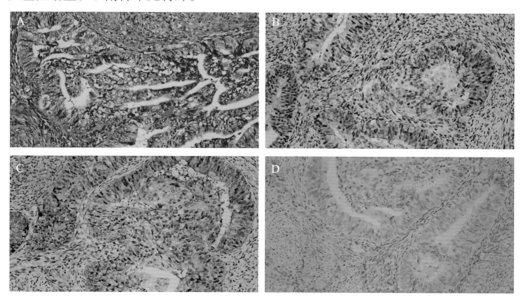

图 5-3 病灶的显微镜下所见

A: HE 染色 (×200) 镜下可见癌细胞排列呈腺样, 筛网状; B: ER 阳性表达 (免疫组织化学法, ×200); C: PR 阳性表达 (免疫组织化学法, ×200); D: P53 阴性表达 (免疫组织化学法, ×200)。

六、临床诊断、分期及依据

（1）诊断及分期：子宫内膜癌，FIGO 分期ⅠA 期。

（2）分期依据：病理证实病变局限于子宫体部，浸润表浅肌层（浸润深度小于1/2），无盆腔或远处血管、淋巴结转移。

病例 2　子宫内膜癌 FIGO I B 期

一、简要病史

患者，女性，55 岁，主诉"绝经后阴道流血 2 个月"。

二、专科查体

外阴发育正常，阴道畅，阴道黏膜光滑，宫颈常大光滑，内可见少量血性分泌物，子宫前位，稍大，无异味。双附件未及异常。

三、相关检查

（1）实验室检查：CEA：0.473 ng/mL（正常）；CA19-9：68.79 U/ mL（↑）；CA-724：2.72 U/mL（正常）；CA-125：19.99 U/mL（正常）；HE4：111.5pmol/L（正常）；绝经前罗马指数：35.59（提示患上皮性卵巢癌风险高）；绝经后罗马指数：26.99（提示患上皮性卵巢癌风险低）。

（2）术前腹腔冲洗液：大量退化变性炎细胞，间皮细胞，未找到瘤细胞。

（3）新柏氏液基细胞学检测（thin prep cytologic test，TCT）：无上皮内病变或恶性病变。

（4）宫腔镜检查：宫腔镜结果显示子宫前倾前屈，宫颈常大光滑，宫腔长 7.0 cm（图 5-4）。镜下见宫腔形态规则，宫腔内可见一不规则占位充满宫腔，表面可见复

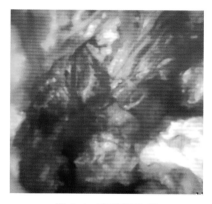

图 5-4　宫腔镜结果

杂血管走行，双侧输卵管开口未见，宫颈管未见明显占位病变。余无异常，患者镜下取组织病理送检。病理结果提示子宫内膜样腺癌。

（5）PET/CT 及 PET/MR 影像表现：^{18}F-FDG PET/CT 融合图像（图 5-5 B）可见宫区的 FDG 高摄取病灶，SUV_{max}=19.17，较大截面约 2.7 cm×1.8 cm，CT 上呈稍低 – 等密度（图 5-5 A，CT 值为 26～47 Hu），肌层浸润深度显示不清。同层 T_1WI（图 5-5 C）上病灶以稍高信号为主，内可见低信号；T_2WI 上（图 5-5 D、G）病灶以稍高信号为主，内部信号混杂，病灶边界模糊，部分区域结合带不连续，可见肌层浸润，浸润深度最深处约 7 mm（对应部位全肌层厚度约 10 mm，浸润深度大于 1/2 全肌层），DWI（图 5-5 E）上病灶整体呈高信号，内可见低信号区；同层 PET/T_2W-MR 融合图像（图 5-5 F）可以清晰地显示宫腔增宽，子宫内膜不均匀增厚伴 FDG 摄取明显增高，SUV_{max} 约 18.22，病灶累及范围约 3.3 cm×2.4 cm，双侧盆壁可见多个小淋巴结，较大者直径约 5 mm，但放射性分布未见确切异常。双侧附件大小、形态正常，未见异常放射性浓聚影。MIP 图像（图 5-5 I、J）显示其余全身各处未见异常 FDG 摄取。综上，根据 PET/CT 的影像表现只能诊断为子宫内膜癌 I 期，而 PET/MR 影像表现则能进一步诊断为 I B 期。

四、治疗方案

经腹行次广泛全子宫切除术 + 双侧附件切除术 + 盆腔淋巴结清扫术 + 腹主动脉旁淋巴结清扫术。

五、病理诊断

术后大体标本显示宫颈光滑，宫腔内布满肿物，色黄白，质硬，浸润肌层深度大于 1/2 全层。全层取材。镜下显示癌细胞呈巢片状，筛网状排列（图 5-6）。免疫组织化学：ER（95%+），PR（95%+），P53（5%+），Vimentin（+），PAX8（+），P16（部分+），WT-1（－），NapsinA（－），Ki-67（40%+）。病理诊断为子宫内膜样腺癌，中低分化，浸润深度大于 1/2 肌壁，宫颈管、阴道断端及宫旁组织未见癌；左、右盆腔及腹主动脉旁淋巴结反应性增生。

六、临床诊断、分期及依据

（1）诊断及分期：子宫内膜癌，FIGO 分期 I B 期。

（2）分期依据：经病理证实病变局限于子宫体部，浸润肌层深度大于 1/2 全层，无盆腔或远处血管、淋巴结转移。

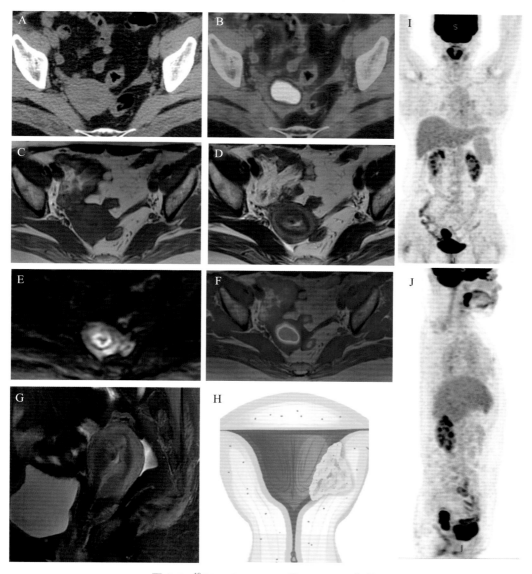

图 5-5　^{18}F-FDG PET/CT 及 PET/MR 表现

　　A：轴位 CT 平扫；B：轴位 PET/CT 融合图；C ~ F：轴位 T_1WI、T_2WI、DWI（b=1000 s/mm^2）及 PET/MR 融合图；G：矢状位 T_2WI 压脂图像；H：FIGO Ⅰ B 期子宫内膜癌的示意图；I、J：^{18}F-FDG PET/CT 全身 MIP 图像（正、侧位）。

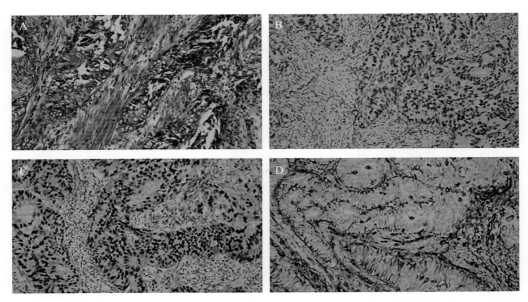

图 5-6　病灶的显微镜下所见

A：HE 染色（×200）镜下可见癌细胞呈巢片状，筛网状排列；B：ER 阳性表达（免疫组织化学法，×200）；C：PR 阳性表达（免疫组织化学法，×200）；D：Vimentin 阳性表达（免疫组织化学法，×200）。

FIGO 分期 I 期子宫内膜癌 CT/MR/PET 诊断要点

考虑到影像上难以判断子宫内膜癌的组织分型（侵袭性和非侵袭性），因此 FIGO I 期子宫内膜癌的影像诊断要点在于判断病灶是否局限于宫体及病灶对子宫肌层的侵犯深度（图 5-2 H，图 5-5 H）。CT 图像由于软组织分辨力较低，常无法显示病灶边界，甚至不能清晰地显示部分病灶。PET/CT 融合图像虽然可以通过 PET 的摄取边界粗略估计肌层侵犯的深度，但受限于 PET 的分辨率，无法精准地判定累及肌层的深度。PET/MR 多模态影像可以通过 MR 的 T_2WI 结构成像显示病灶的存在、大小及浸润深度，其中矢状位 T_2WI 图像对于判断病灶侵及肌层的深度至关重要。该期病灶在 T_2WI 上常呈宫腔增宽、子宫内膜增厚以稍高信号为主，部分区域的结合带模糊，可见肌层浸润等表现，同时结合 DWI 上病灶呈高信号及 PET 图像上病灶呈高摄取的功能及分子影像信息，可以对病灶浸润深度及结合带不连续是否来源于肿瘤的真实侵犯进行明确判定。

病例 3　子宫内膜癌 FIGO II A 期

一、简要病史

患者，女性，57 岁，主诉"绝经后阴道流血 1 年"。

二、专科查体

外阴发育正常，阴道畅，黏膜无充血，阴道内见较多白色分泌物，无异味；宫颈萎缩，子宫前位，常大，形态不规则，可触及多个肌瘤结节，活动良，无压痛；双附件区未触及异常。

三、相关检查

（1）实验室检查：AFP：3.01 ng/mL（正常）；CEA：0.578 ng/mL（正常）；CA19-9：14.26 U/ mL（正常）；CA-724：1.27 U/mL（正常）；CA-125：26.8 U/mL（正常）；HE4：58.74 pmol/L（正常）；绝经前罗马指数：10.91（提示患上皮性卵巢癌风险低）；绝经后罗马指数：19.05（提示患上皮性卵巢癌风险低）；人绒毛膜促性腺激素（human chorionic gonadotropin，HCG）：1.43 mIU/mL（正常）。

（2）宫腔镜检查：宫腔镜检查结果显示宫颈管及宫腔内膜呈弥漫性增生改变（图 5-7）。分段诊刮送病理，病理诊断提示：子宫内膜增生改变。

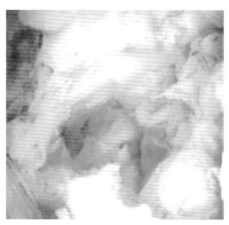

图 5-7　宫腔镜结果

（3）PET/CT 及 PET/MR 影像表现：^{18}F-FDG PET/CT（图 5-8 B）融合图像可见宫体 – 宫颈部 FDG 代谢显著浓聚，SUV_{max}=25.31，病灶较大截面约 4.7 cm×4.6 cm，肌层浸润深度显示不清，CT 显示子宫体积增大，形态欠规整，病灶呈等密度（图 5-8 A，平均 CT 值约 38 Hu），局部可见等密度结节突出轮廓外。同层 T_1WI（图 5-8 C）上病灶以稍高信号为主，内似见稍低信号区；T_2WI 上（图 5-8 D、G）可以清晰地显示宫体 – 宫颈部的宫腔增宽，子宫内膜不均匀增厚呈团块状，以稍高信号为主，病灶边界模糊，部分区域结合带不连续，可见肌层浸润，浸润深度最深处约 4 mm（对应部位全肌层厚度约 11 mm，浸润深度小于 1/2 全肌层），DWI 上病灶呈高信号（图 5-8 E）；PET/T_2W-MR 融合图像（图 5-8 F）显示病灶 FDG 摄取明显增高，SUV_{max} 约 40.02，病灶累及范围约 5.1 cm×4.6 cm，T_2WI 上肌壁间可见少许类圆形混杂低信号灶，较大者直径约 3.0 cm，未见异常放射性浓聚。双侧盆壁散在稍大淋巴结，较大者直径约 0.7 cm，PET 扫描未见异常放射性分布。全身 MIP 图像（图 5-8 I、J）显示其余全身各处未见异常 FDG 摄取。根据 PET/CT 及 PET/MR 影像可以诊断为 II 期，但无法进一步诊断。

四、治疗方案

经腹腔镜下行广泛性子宫切除术 + 双侧附件切除术 + 盆腔淋巴结清扫术 + 腹主动脉旁淋巴结切除术。术后续行注射用紫杉醇脂质体（力朴素）+ 卡铂方案进行化疗并联合放疗。

五、病理诊断

术后大体标本显示宫腔内见 6.7 cm×6.0 cm 的菜花样隆起肿物，色黄白，质软，浸润肌层深度小于 1/2 全层，肌壁见多个肌瘤结节，大小 1.5 ~ 2.5 cm，白色，质韧，镜下显示（图 5-9）癌细胞排列呈腺样，呈片状，浸润生长。免疫组织化学：WT-1（－），Vimentin（部分 +），NapsinA（－），P53（20%+），Ki-67（40%+），ER（5%+），PR（5%+），MLH1（+），PMS2（－），MSH2（+），MSH6（+）。病理诊断为子宫内膜样腺癌（中 – 低分化），浸润浅肌层，累及宫颈管间质；阴道断端、宫旁未见癌组织。各组淋巴结反应性增生，子宫平滑肌瘤。双附件、大网膜未见特殊。

六、临床诊断、分期及依据

（1）诊断及分期：子宫内膜癌，FIGO 分期 II A 期。

（2）分期依据：病变虽只浸润表浅肌层（浸润深度小于 1/2 全层），但累及宫颈管间质，无 LVSI、无盆腔或远处血管、淋巴结转移。

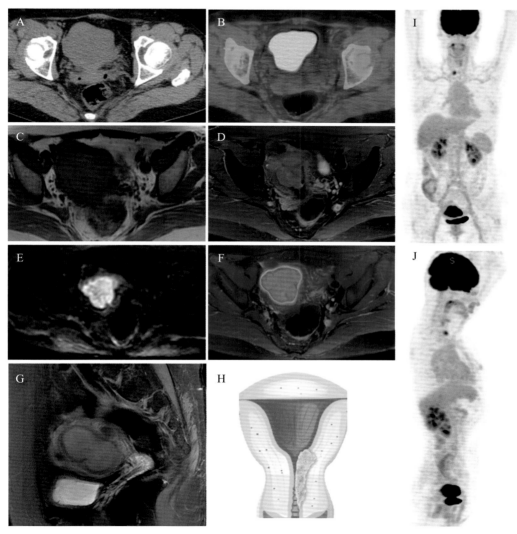

图 5-8　^{18}F-FDG PET/CT 及 PET/MR 表现

A：轴位 CT 平扫；B：轴位 PET/CT 融合图；C ~ F：轴位 T_1WI、T_2WI、DWI（b=1000 s/mm^2）及 PET/MR 融合图；G：矢状位 T_2WI 压脂图像；H：FIGO ⅡA 期子宫内膜癌的示意；I、J：^{18}F-FDG PET/CT 全身 MIP 图像（正、侧位）。

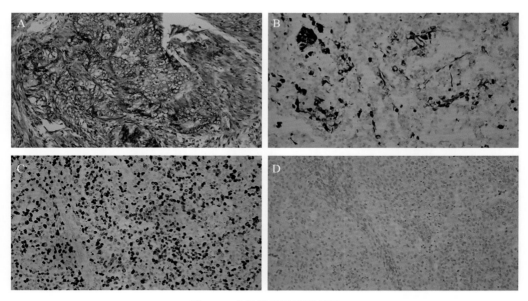

图 5-9　病灶的显微镜下所见

A：HE 染色（×200）镜下可见癌细胞排列呈腺样，片状，浸润生长；B：Vimentin 部分阳性表达（免疫组织化学法，×200）；C：Ki-67 部分阳性表达（免疫组织化学法，×200）；D：WT-1 阴性表达（免疫组织化学法，×200）。

FIGO II 期子宫内膜癌的 CT/MR/PET 影像诊断要点

　　FIGO II 期子宫内膜癌的影像诊断要点在于判断病灶是否累及宫颈间质（图 5-8 H），同时也要注意评估局部肌层的浸润深度。CT 图像上可表现为子宫体积增大，宫腔增宽，但对于部分病例可能无法清晰地显示病灶。PET/CT 融合图像虽然可以通过 PET 的摄取边界粗略观察到病灶是否侵及肌层或累及宫颈，但无法精确地判断病灶对局部肌层的浸润深度或浸润宫颈的范围。PET/MR 多模态影像可以通过 MR 的 T_2WI 结构成像显示病灶的存在、大小、浸润肌层深度及浸润宫颈的范围，图像上可呈宫腔增宽、宫体 – 宫颈部的子宫内膜增厚，部分区域的结合带模糊，可见肌层浸润等表现，但部分病例宫颈部的子宫内膜增厚不明显，单纯地依靠 T_2WI 可能会漏诊相应的病灶，从而误诊术前分期。结合 DWI 上高信号及 PET 图像上高代谢的功能及分子影像信息，可以对病灶是否侵袭宫颈及对肌层的浸润深度等进行明确判定。但值得注意的是，FIGO II 期的精确分期涉及病理组织学类型的判定及显微镜下才能观察到的病理改变，因此无论是 PET/CT 还是PET/MR，都无法进一步精确分期。

病例 4　子宫内膜癌 FIGO ⅢC 期

一、简要病史

患者，女性，55岁，主诉"绝经后阴道淋漓流血伴腹痛3个月余"。

二、专科查体

外阴发育正常，阴道后壁脱出，约手掌大小，可还纳，黏膜适中，宫颈常大，光滑，无接触性出血，子宫常大，形态规则，活动度良好，双侧附件区未触及明显异常。

三、相关检查

（1）实验室检查：HCG：2.13 mIU/mL（正常）；CA-125：72.10 U/mL（↑）。

（2）宫腔镜检查：宫腔镜检查结果（图 5-10）显示子宫前位，宫腔内可见不规则凸起，占满宫腔，表面可见血管走形，双侧宫角及输卵管开口受遮挡不可见。宫颈管内未见异常，镜下取部分组织送病理检查。病理提示：子宫内膜样腺癌。

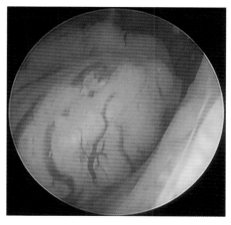

图 5-10　宫腔镜结果

（3）PET/CT 及 PET/MR 影像表现：^{18}F-FDG PET/CT 融合图像可见宫区 FDG 摄取增高灶，SUV_{max}=21.13（图 5-11 B），较大截面约 1.8 cm×1.5 cm，肌层浸润深度显示不清，CT 上病灶呈稍低密度（图 5-11 A，平均 CT 值约 28 Hu）。同层 T_1WI（图 5-11 C）上病灶呈等信号，T_2WI（图 5-11 D、G）上可以清晰地显示宫腔增宽，

子宫内膜不均匀增厚呈稍高信号团块，病灶边界模糊，部分区域结合带不连续，可见肌层浸润，浸润深度较深处为 6 ~ 7 mm（对应部位全肌层厚度约 1.0 cm，浸润深度大于 1/2 全肌层），DWI（图 5-11 E）上病灶呈高信号；PET/T_2W-MR 融合图像（图 5-11 F）显示病灶 FDG 摄取明显增高，SUV_{max} 约 26.60，病灶较大截面约 2.4 cm×1.8 cm；T_2WI 上肌壁间可见一类圆形混杂低信号灶，长径约 1.2 cm，未见

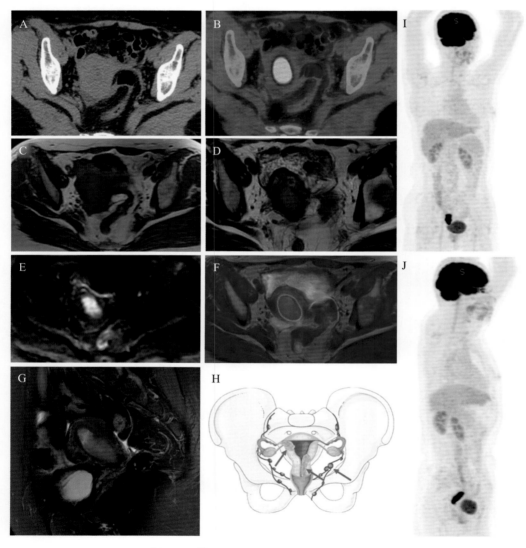

图 5-11　^{18}F-FDG PET/CT 及 PET/MR 表现

A：轴位 CT 平扫；B：轴位 PET/CT 融合图；C ~ F：轴位 T_1WI、T_2WI、DWI（b=1000 s/mm^2）及 PET/MR 融合图；G：矢状位 T_2WI 压脂图像；H：FIGO Ⅲ期子宫内膜癌的示意图，箭头所指处为病灶；I、J：^{18}F-FDG PET/CT 全身 MIP 图像（正、侧位）。

放射性浓聚。双侧盆壁散在稍大淋巴结影，较大者位于右盆壁（图 5-12 A ～ D），短径约 0.5 cm，未见异常放射性分布。双侧附件大小、形态正常，未见异常放射性浓聚影。MIP 图像显示其余全身各处未见异常 FDG 摄取（图 5-11 I、J）。根据 PET/CT 的影像表现诊断为子宫内膜癌 I 期，PET/MR 影像表现进一步诊断为 I B 期。

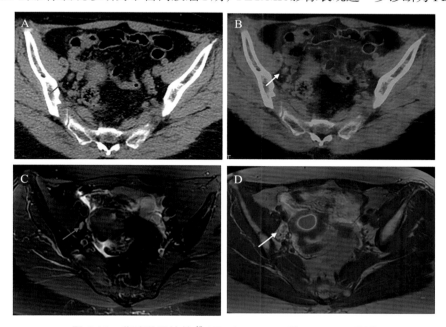

图 5-12　盆腔淋巴结的 ^{18}F-FDG PET/CT 及 PET/MR 表现

A：轴位 CT 平扫；B：轴位 PET/CT 融合图；C：轴位 T$_2$WI 压脂图像；D：轴位 PET/MR 融合图；箭头所指处为右盆壁一枚稍大的淋巴结，PET 上放射性分布未见异常。

四、治疗方案

经腹行全子宫双附件切除术＋盆腹腔淋巴结清扫术。

五、病理诊断

术后大体标本显示内膜隆起，见直径约 1.2 cm 的隆起肿物，切面粉白，质中，浸润深度似小于 1/2 全层，全层取材，肌壁可见一结节，直径约 0.5 cm。镜下显示癌细胞排列呈筛网状，浸润生长（图 5-13）。免疫组织化学：ER（90%+），P53（极少散在＋），PR（50%+），Ki-67（80%+），MLH1（－），PMS2（－），MSH2（＋），MSH6（＋）。病理诊断为子宫内膜样腺癌（高分化），浸润深度大于 1/2 肌壁，近全层。宫颈管、阴道断端、宫旁、双附件未见癌；右髂内淋巴结转移癌（1/1），其余淋巴结反应性增生。

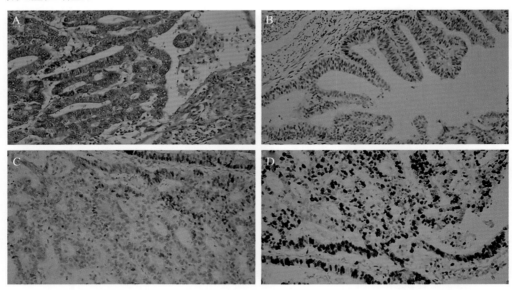

图 5-13　病灶的显微镜下所见

A：HE 染色（×200）镜下可见癌细胞排列呈筛网状，浸润生长；B：ER 部分阳性表达（免疫组织化学法，×200）；C：PR 部分阳性表达（免疫组织化学法，×200）；D：Ki-67 部分阳性表达（免疫组织化学法，×200）。

六、临床诊断、分期及依据

（1）诊断及分期：子宫内膜癌，FIGO 分期Ⅲ C 期。

（2）分期依据：经病理证实病变局限于子宫体部，浸润肌层深度大于 1/2 肌壁，近全层，伴右髂内淋巴结转移癌。

FIGO 分期Ⅲ期子宫内膜癌 CT/MR/PET 诊断要点

FIGO 分期Ⅲ期病变的诊断要点在于判断病变有无局限性或区域性扩散，即病变是否直接扩展或转移侵犯邻近部位，包括子宫浆膜和（或）附件（Ⅲ A 期）、阴道和（或）宫旁或盆腔腹膜（Ⅲ B 期）、盆腔和（或）腹主动脉旁淋巴结（Ⅲ C 期）（图 5-11 H）。由于Ⅲ期病变的原发灶常侵袭邻近结构或伴淋巴结转移，CT 图像上常可以看到一些直接或间接征象，如病灶周围脂肪间隙可见多发渗出，可能提示病变侵及浆膜层；宫区病灶同附件分界欠清，提示病灶可能累及附件；双侧盆壁淋巴结增大，可能提示淋巴结转移等。但是由于软组织分辨力较低，CT 不能准确地判断病灶对邻近部位的侵袭程度及清晰地显示淋巴结的形态，并且当病灶局限于宫区，盆腔淋巴结无明显增大时，CT 图像提示病变的能力相对较弱。PET/CT 融合图像可以通过 PET 的摄取边界明确观察到病灶是否侵及周围结构，并根据淋巴结的 FDG 摄取情况判断是否发生淋巴结转移。PET/MR 多模态影像除上述优点外，可以通过 MR 的 T_2WI 结构成像清晰地显示原发病灶、其对邻近结构的侵袭情况。淋巴结有无增大及形态改变，同时结合 DWI 上高信号及 PET 图像上高摄取的功能及分子影像信息，可以更准确地判断病灶范围及转移情况。需要注意的是，PET/CT 和 PET/MR 对淋巴结转移的诊断效能相近，无明显差异，然而对于一些 FDG 摄取不高的淋巴结转移，还需病理结果来证实。

病例 5　子宫内膜癌 FIGO IV C 期

一、简要病史

患者，女性，50 岁，主诉"月经淋漓不尽 1 个月余，腹痛腹胀 1 周余，夜晚加重"。

二、相关检查

（1）实验室检查：AFP：7.45 ng/mL（正常）；CEA：3.91 ng/mL（正常）；CA19-9：28.75 U/mL（正常）；CA-724：1.87 U/mL（正常）；CA-125：66.94 U/mL（↑）；HE4：73.42 pmol/L（正常）；绝经前罗马指数：18.07（提示患上皮性卵巢癌风险高）；绝经后罗马指数：36.71（提示患上皮性卵巢癌风险高）；SCCA：0.8 ng/mL（正常）。

（2）PET/CT 及 PET/MR 影像表现：CT 平扫（图 5-14 A）上可见子宫体积增大，肌层弥漫性增厚，子宫较大截面约 11.7 cm×9.5 cm，双侧盆壁及髂血管旁可见多发增大的淋巴结，较大者短径约 2.2 cm，^{18}F-FDG PET/CT 融合图像（图 5-14 B）显示子宫 – 宫颈放射性分布弥漫浓聚，SUV_{max}=30.65，双侧盆壁及髂血管旁多发增大的淋巴结 FDG 代谢增高。同层 MR（图 5-14 C、D）上可见子宫体积增大，肌层增厚，呈 T_1WI 等、T_2WI 不均信号，双盆壁、髂血管旁多发增大的淋巴结呈 T_1WI 等、T_2WI 稍高信号，较大者直径约 2.5 cm；DWI（图 5-14 E）上子宫 – 宫颈呈高信号。双盆壁、髂血管旁多发增大的淋巴结 DWI 上亦呈高信号；PET/MR 融合图像（图 5-14 F）显示子宫 – 宫颈及增大的淋巴结放射性分布弥漫浓聚，SUV_{max} 分别为 34.09、36.08，双侧附件区饱满，PET 扫描双侧附件区未见明显放射性浓聚。MIP 图像（图 5-14 G、H）可见全身多发放射性浓聚。双肺（图 5-15 A）可见多发大小不等软组织密度结节影，直径多小于 1 cm，^{18}F-FDG PET/CT（图 5-15 B）显示病灶 FDG 代谢不同程度增高，SUV_{max} 较高者为 5.43。双肺门、纵隔内（图 5-15 C、D）及腹膜后区（图 5-16 C、D）可见多发 FDG 代谢增高的淋巴结，较大者短径约 1.6 cm，SUV_{max}=20.41。右侧肾上腺（图 5-16 A、B）见一软组织密度结节，直径约 1.1 cm，FDG 代谢增高，SUV_{max}=20.03。阴道左侧壁（图 5-16 F）可见局限性放射性分布浓聚灶，SUV_{max}=14.45，CT 平扫（图 5-16 E）上显示不清。结合 PET/CT 及 PET/MR 图像，子宫体 – 宫颈 FDG 高代谢病变，符合子宫内膜癌改变，伴阴道左侧壁受累，双侧盆壁、髂血管旁、腹膜后、纵隔、双肺门多发淋巴结转移。双肺及右肾上腺多发转移瘤。综上判断：FIGO 分期 Ⅳ C 期。

三、治疗方案

行姑息治疗。

四、病理诊断

显微镜下可见癌组织由排列呈腺样、筛网状异型细胞构成（图 5-17）。病理诊断为子宫内膜样腺癌，中分化。

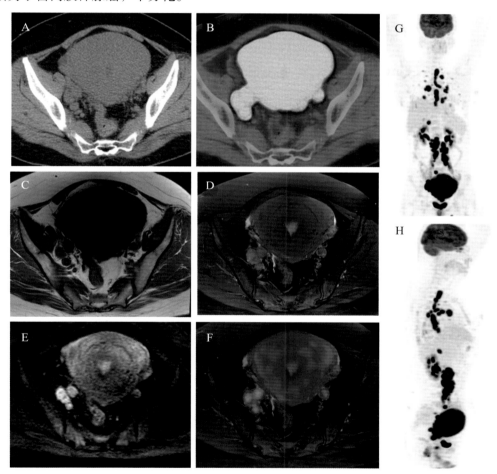

图 5-14 ^{18}F-FDG PET/CT 及 PET/MR 表现

A：轴位 CT 平扫；B：轴位 PET/CT 融合图；C ~ F：轴位 T_1WI、T_2WI、DWI（b=1000 s/mm^2）及 PET/MR 融合图；G、H：全身 MIP 图像（正、侧位）。

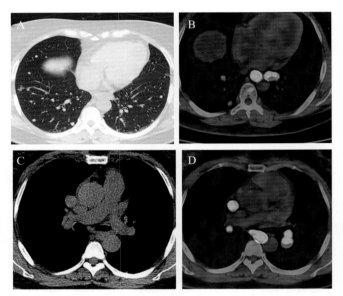

图 5-15　转移灶的 ¹⁸F-FDG PET/CT 表现

可见肺内多发转移瘤、双肺门及纵隔内的多发淋巴结转移。A、C：轴位 CT 平扫；B、D：轴位 PET/CT 融合图。

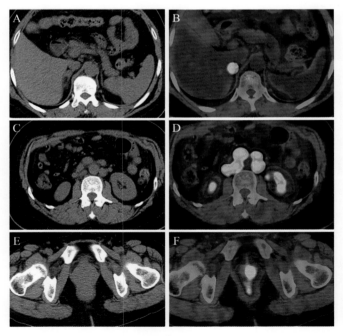

图 5-16　转移灶的 ¹⁸F-FDG PET/CT 表现

可见右肾上腺转移瘤、腹膜后的多发淋巴结转移及阴道左侧壁的转移瘤。A、C、E：轴位 CT 平扫；B、D、F：轴位 PET/CT 融合图。

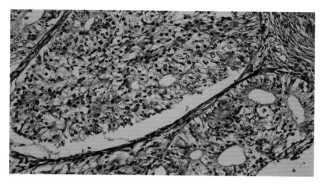

图 5-17　病灶活检组织 HE 染色镜下图（×200）

HE 染色（×200）镜下可见癌细胞排列呈腺样、筛网状。

五、临床诊断、分期及依据

（1）诊断及分期：子宫内膜癌，FIGO 分期 Ⅳ C 期。

（2）分期依据：子宫体下段 – 宫颈占位，经病理证实为中分化子宫内膜样腺癌，伴双侧盆壁、髂血管旁、腹膜后、纵隔、双肺门多发淋巴结转移、双肺多发转移瘤及右肾上腺转移瘤。

FIGO 分期 Ⅳ 期子宫内膜癌的 CT/MR/PET 诊断要点

FIGO 分期 Ⅳ 期病变的诊断要点，在于判断有无膀胱和（或）直肠黏膜侵袭（Ⅳ A 期）、腹腔腹膜转移（Ⅳ B 期）和远处转移（Ⅳ C 期）的情况。CT 平扫上可表现为子宫体积增大、周围脂肪间隙模糊、同周围结构分界欠清、双侧盆壁或远处淋巴结增大及双肺、肝脏或肾上腺等转移瘤易发生器官出现多发软组织密度结节等，但受分辨率的影响，无法清晰地显示原发灶对周围结构的实际累及范围。MR 的 T_2WI、DWI 序列可以清晰显示病变、病变同邻近结构的关系及病灶周围的淋巴结情况，有助于判断临床分期，但由于易受伪影、扫描时间长等因素的影响，目前对妇科肿瘤的 MR 检查大多仅应用于盆腔而很少应用于全身。PET 可以显示病灶 FDG 摄取情况、盆腔及远处异常放射性分布情况以更好地判断有无淋巴结转移及远处转移。

病例 6　林奇综合征

一、简要病史

患者，女性，63 岁，主诉"绝经后阴道流血 2 个月"。

二、专科查体

外阴发育正常，阴道畅，阴道黏膜光滑，宫颈常大光滑，内可见少量血性分泌物，子宫前位，稍大，无异味。双附件未及异常。直肠指检：肛门外观正常，张力适度，进指约 7 cm，未触及明显肿物，退指指套无血染。

三、相关检查

（1）实验室检查：CEA：2.21 ng/mL（正常）；CA19-9：43.8 U/ mL（↑）；CA-125：15.4 U/mL（正常）；CA-724：1.92（正常）；HE4：179.0 pmol/L（↑）；绝经前罗马指数：62.66（提示患上皮性卵巢癌风险高）；绝经后罗马指数：33.43（提示患上皮性卵巢癌风险高）。

（2）宫腔镜检查：宫腔镜结果示（图 5-18）子宫前倾前屈，宫颈常大，光滑，宫腔长约 8 cm，镜下宫腔内可见多枚大小不等占位凸向宫腔，质脆，血供丰富。双侧输卵管内口受遮挡不可见。宫颈管内膜光滑，镜下取部分宫内容物送病理，提示子宫内膜样腺癌，建议手术治疗。

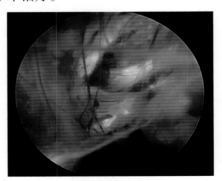

图 5-18　宫腔镜结果

（3）纤维结肠镜结果：所见回肠末端黏膜光滑。横结肠见 3 枚息肉，距离肛门

20 cm 见一枚息肉，大小 0.3 ~ 1.2 cm，腺管开口Ⅲ L 型，于横结肠较大息肉取组织 1 块。距肛门 12 ~ 17 cm，见一隆起溃疡型占位，约环管腔半周，取组织 4 块，质脆，触之易出血。余所见大肠黏膜光滑，色泽正常，血管纹理清晰。诊断：大肠隆起溃疡型占位，请结合病理；结肠多发息肉，请结合病理。病理结果提示：直肠腺癌。

（4）PET/CT 及 PET/MR 影像表现：CT 平扫（图 5-19 A）显示直肠上段肠壁增厚，浆膜面毛糙，周围脂肪间隙模糊，可见散在稍大淋巴结。^{18}F-FDG PET/CT 融合图像（图 5-19 B）上可见直肠病灶 FDG 代谢增高，SUV_{max}=19.10，直肠周围稍大淋巴结代谢未见异常；PET/CT 上另可见宫区 FDG 摄取明显增高，SUV_{max}=19.50，CT 平扫上病灶呈等密度，仅表现为子宫体积增大。T_2WI（图 5-19 D、E）上可见直肠上段肠壁局限性增厚，周围脂肪间隙模糊，骶前系膜可见稍大淋巴结；宫腔内见不规则混杂信号影，病灶以稍长 T_2 信号为主，病灶大小约 6.4 cm × 3.5 cm × 4.1 cm，子宫肌层局部较薄，部分区域结合带显示欠清，T_1WI（图 5-19 C）上直肠病灶及子宫病灶呈等信号。双侧盆壁及髂血管旁可见多发稍大淋巴结。PET/T_2W-MR 融合图像（图 5-19 F）上可见直肠及子宫病灶 FDG 代谢明显增高，SUV_{max} 分别为 20.35、21.60；骶前系膜、双侧盆壁及髂血管旁稍大淋巴结未见异常摄取。全身 MIP 图像（图 5-19 G、H）未见远处转移。

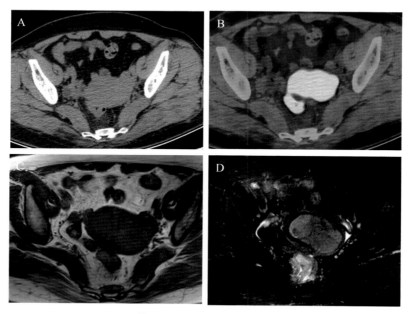

图 5-19　^{18}F-FDG PET/CT 及 PET/MR 表现

　　A：轴位 CT 平扫；B：轴位 PET/CT 融合图；C：轴位 T_1WI；D：轴位 T_2WI 压脂图；E：矢状位 T_2WI 压脂图；F：轴位 PET/MR 融合图；G、H：^{18}F-FDG PET 全身 MIP 图像（正、侧位）。

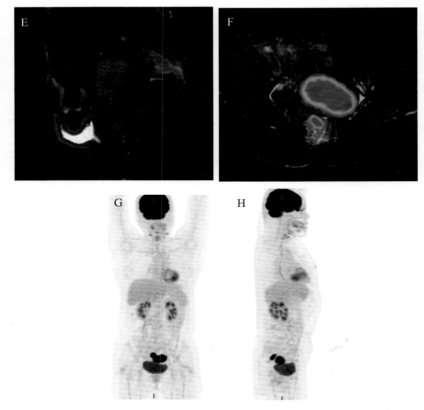

图 5-19 （续）

四、治疗方案

经腹行全子宫双附件切除术＋盆腹腔淋巴结清扫术＋直肠肿物切除术。

五、病理诊断及基因分析

直肠癌病灶：大体上可见直肠隆起型肿物，直径约 3 cm，色灰白，质中，侵及全层。镜下见直肠癌组织由排列呈乳头状、腺样异型细胞构成（图 5-20）；免疫组织化学显示：CDX-2（＋），SATB2（＋），PAX8（－）。

子宫内膜癌病灶：大体可见宫颈光滑，内膜见直径 4.5 cm 区域隆起糟碎样肿物，灰红质软，似侵全层。镜下见子宫内膜癌组织由排列呈乳头状、腺样、筛网状异型细胞构成（图 5-21）。免疫组织化学：PAX8（＋），CDX-2（－），SATB2（－）。免疫组化另见 MLH1（＋）、PMS2（＋）、MSH2（＋）、MSH6（－），提示该病例检测到 MSH6 错配修复蛋白表达缺失，存在 MSH6 基因突变，注意林奇综合征。

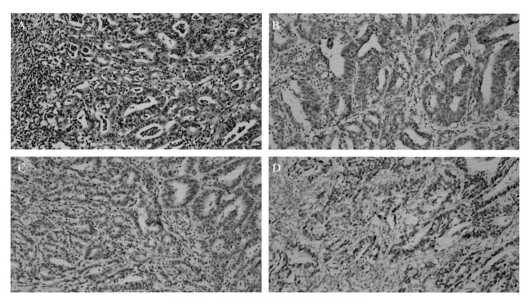

图 5-20　直肠癌病灶的显微镜下所见

A：HE 染色（×200）镜下可见癌细胞排列呈乳头状、腺样；B：CDX-2 阳性表达（免疫组织化学法，×200）；C：PAX8 阴性表达（免疫组织化学法，×200）D：SATB2 阳性表达（免疫组织化学法，×200）。

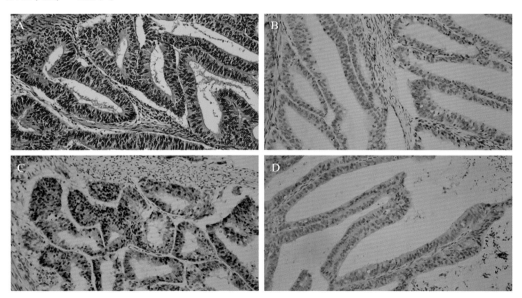

图 5-21　子宫内膜癌病灶的显微镜下所见

A：HE 染色（×200）镜下可见癌细胞排列呈乳头状、腺样、筛网状；B：CDX-2 阴性表达（免疫组织化学法，×200）；C：PAX8 阳性表达（免疫组织化学法，×200）；D：SATB2 阴性表达（免疫组织化学法，×200）。

另对该患者进行了微卫星不稳定性检测，示微卫星高度不稳定性（表 5-1）。

表 5-1　该患者的微卫星不稳定性基因检测结果

标记物类型	标记物名称	检测结果
单核苷酸重复标记物	BAT26（T）、BAT26（N）	改变
	BAT25（T）、BAT25（N）	改变
二核苷酸重复标记物	D5S346（T）、D5S346（N）	未改变
	D17S250（T）、D17S250（N）	未改变
	D2S123（T）、D2S123（N）	未改变
五核苷酸重复标记物	Penta C	未见异常

拓展阅读

　　临床上约 95% 的子宫内膜癌为散发型，约 5% 与遗传因素有关，其中关系最为密切的遗传综合征为林奇综合征（Lynch syndrome，LS），又称遗传性非息肉性结直肠癌（hereditary nonpolyposis colorectal cancer，HNPCC）综合征，一种由DNA 错配修复（MMR）基因（*MLH1*、*MSH2*、*MSH6*、*PMS2*）和 *EPCAM* 基因的胚系突变而引起的常染色体显性遗传性疾病。子宫内膜癌是 40% ~ 60% 女性LS 患者的首发症状，同时也是 LS 最常见的肠外表现，被认为是 LS 的"前哨癌"。有研究表明林奇综合征的女性在发生结直肠癌后 10 年内患上子宫内膜癌的风险约有 26%。与散发型 EC 相比，LS-EC 发病年龄小，多无雌激素过度刺激的表现及肥胖、高血压、糖尿病等高危因素；组织病理学类型呈多样化，包括子宫内膜样癌（Ⅰ型）和非子宫内膜样癌（Ⅱ型，包括透明细胞癌、子宫内膜浆液性癌、未分化癌以及癌肉瘤）；分化程度高，多累及子宫体下段。

　　由于 LS-EC 存在多系统肿瘤易感性，因此需要做好早期筛查工作。对于 LS-EC 的筛查，首先应重视患者和家族成员肿瘤病史，尤其是 EC 和结直肠癌病史的采集，应用临床标准初筛，然后首选免疫组织化学法检测肿瘤组织的 MMR 蛋白，对 MMR 表达正常但临床高度可疑的患者进行微卫星不稳定检测分析，对 MLH1和 MLH1+PMS2 蛋白表达缺失的患者行 MLH1 甲基化分析以排除散发性 EC，最终以靶位点的 NGS 为诊断金标准。LS 家系属于具有高度肿瘤遗传倾向的特殊群体，有效地进行 LS-EC 的筛查可明确突变位点，指导家系普查，做到早期监管，降低LS 相关肿瘤的发生。

MR 具有良好的软组织分辨力，可以清晰地显示盆腔内的解剖结构及病变情况，PET 可以观察病灶的显像剂摄取情况，以提供代谢信息，PET/MR 兼具二者的优点，是诊断 LS 的重要影像检查。

（郭雅文　李笑然）

参考文献

［1］赵湘铃，段朝晖，张敏，等.中国子宫内膜癌疾病负担状况及流行趋势预测 [J]. 中国慢性病预防与控制，2023, 31(8): 568-573.

［2］刘晓怡，王珂，苟心怡，等. MRI 基于 2023 版国际妇产科联盟分期评估子宫内膜癌进展 [J]. 中国医学影像技术，2024, 40(4): 622-625.

［3］李凡，彭春玲，冯春前.经阴道彩超诊断子宫内膜病变的诊断价值分析 [J]. 世界复合医学，2023, 9(5): 99-101, 105.

［4］耿华锋，张树颖，赫东芸.子宫内膜癌术前影像学应用进展 [J]. 现代妇产科进展，2021, 30(11): 866-868.

［5］林玲玲，程杰军.放射影像学检查在子宫内膜癌诊断中的价值 [J]. 中国实用妇科与产科杂志，2023, 39(11): 1065-1070.

［6］潘雪葵，朱玲，单华英，等.多普勒超声、CT 及 MRI 在子宫内膜癌患者术前分期诊断中的效果观察 [J]. 中华全科医学，2023, 21(12): 2111-2113, 2132.

［7］边立华，孟元光. Ⅰ期子宫内膜癌淋巴结切除临床决策与 PET-CT 和 PET-MRI 诊断价值的研究进展 [J]. 中国实用妇科与产科杂志，2018, 34(8): 945-950.

［8］顾宁宁，许天敏，齐月，等.林奇综合征相关性子宫内膜癌研究进展 [J]. 现代肿瘤医学，2024, 32(8): 1522-1526.

［9］高显华，赵子夜，刘连杰，等.林奇综合征的筛查和诊治研究进展 [J]. 结直肠肛门外科，2023, 29(2): 115-121.

［10］卢会娟，刘剑，邱毓琪，等. Lynch 综合征相关的子宫内膜癌 1 例并文献分析 [J]. 现代肿瘤医学，2023, 31(20): 3831-3835.

［11］OBERMAIR A, YOULDEN D R, YOUNG J P, et al. Risk of endometrial cancer for women diagnosed with HNPCC-related colorectal carcinoma[J]. Int J Cancer, 2010,

127(11): 2678-2684.

［12］刘晓，李玉兰，马杏，等. 林奇综合征相关子宫内膜癌研究进展 [J]. 协和医学杂志，2023, 14(1): 190-195.

［13］马珂，杨曦，杨子慧，等. 子宫内膜癌相关林奇综合征筛查方法的研究 [J]. 实用妇产科杂志，2023, 39(1): 51-55.

第六章

卵巢癌 PET/CT 与 PET/MR 病例对照解析

　　卵巢癌发病率居女性生殖系统肿瘤的第 3 位，死亡率居首位，5 年生存率不足 50%。组织学上，90%～95% 的卵巢癌起源于上皮细胞，其次是生殖细胞及性索间质，另有一部分为转移性来源。由于缺乏有效的筛查手段和早期临床症状的缺失，超过 60% 的患者在确诊时已处于疾病晚期，是严重威胁妇女健康的疾病之一。

　　目前，卵巢癌分期以手术病理 FIGO 分期为主。影像学检查可以非侵入性地评估卵巢癌局部肿瘤范围、转移扩散等情况，辅助术前分期、治疗反应评估和复发监测。超声是卵巢肿块的初始筛查方法，当超声显示出不确定或潜在恶性的征象时，则提示需要进一步检查。CT 检查是评估卵巢癌最常用的检查手段，其扫描范围广，可评估卵巢肿瘤大小、病灶囊实性、累及范围等。然而，CT 对早期微小病灶的识别、病灶内部成分的显示、淋巴结转移的诊断等方面效果并不十分理想。MR 检查软组织分辨率高，可显示微细结构，并可整合 DWI 等功能成像信息，从而更清晰地显示肿块内部成分及局部组织浸润情况。但 MR 由于扫描范围限制，对远处转移诊断仍存在一定的困难。

　　PET/CT 可同时提供全身的解剖和代谢信息，在卵巢癌早期诊断、分期评估、淋巴结转移等方面显示出更好的性能，在晚期卵巢癌的扩散评估、复发检测等方面具有不可代替的优势。但 PET/CT 无法检测出卵巢癌的粟粒状腹膜播散，还会出现一些 PET 高代谢假阳性结果从而影响对疾病的判断。相较于 PET/CT，PET/MR 利用 MR 的高软组织分辨率优势，可以更准确地表征 PET 高代谢中肿块的性质，排除 PET 假阳性结果；并利用 PET 代谢优势提高盆腔淋巴结检测、腹膜和骨骼局部浸润以及卵巢癌复发的诊断可信度。

病例 1　卵巢癌 FIGO I C2 期

一、简要病史

患者，女性，48 岁，主诉"发现腹部包块 20 天"。

二、专科查体

外阴发育正常，阴道畅，阴道黏膜无充血，阴道分泌物量少、色白，宫颈常大，光滑，子宫常大，左附件区可触及一包块，右附件区未及异常。

三、相关检查

（1）实验室检查：HCG：0.58 mIU/mL（正常）；AFP：6.25 ng/mL（正常）；CEA：2.81 ng/mL（正常）；CA19-9：25.63 U/ mL（正常）；CA-724：1.92 U/mL（正常）；CA-125：6.9 U/mL（正常）。

（2）术前腹水检查：镜下（图 6-1）可见间皮细胞及组织细胞，无异型，其间见散在的淋巴细胞、中性粒细胞，未找到瘤细胞。

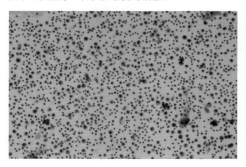

图 6-1　腹水检查的显微镜下所见

（3）PET/CT 及 PET/MR 影像表现：CT 平扫（图 6-2 A）左侧附件区见一囊实混合密度包块，实性成分为主，病灶较大横截面积约 14.9 cm×9.3 cm，边界显示欠清，PET/CT 融合图像（图 6-2 B）可见左附件区病灶实性成分 FDG 代谢明显增高，SUV_{max} 约 13.56。盆腔内可见较多液体密度影。全身 MIP 图像（图 6-2 G）未见远处转移。

MR 上左侧附件区可见一混杂信号包块影，边界显示清楚，病灶较大截面约 14.2 cm×8.5 cm，T_2WI（图 6-2 C、D）呈稍高信号，T_1WI（图 6-2 E）上病灶以稍低信号为主，PET/MR 融合图像（图 6-7 F）可见左附件区病灶实性成分 FDG 代谢增高，SUV_{max} 约 12.92。盆腔内可见较多液体信号影。

结合 PET/CT 和 PET/MR 表现，考虑卵巢癌，FIGO 分期 I 期。

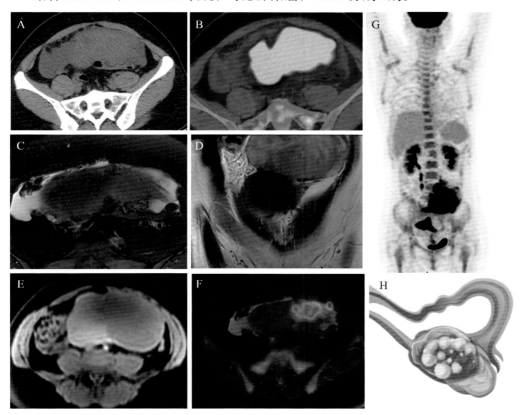

图 6-2 ^{18}F-FDG PET/CT、PET/MR 表现及病灶示意图

A：轴位 CT 平扫图像；B：轴位 PET/CT 融合图像；C：轴位 T_2WI 压脂图像；D：冠状位 T_2WI 图像；E：轴位 T_1WI 压脂图像；F：轴位 PET/MR 融合图像；G：^{18}F-FDG PET 全身 MIP 图像；H：FIGO I 期卵巢癌示意图。

四、治疗方案

经腹行全子宫双附件＋大网膜＋阑尾切除术＋盆腔淋巴结清扫术＋腹主动脉旁淋巴结切除术。术中左侧卵巢肿物表面可见 1.0 cm 的陈旧破裂口。

五、病理诊断

大体可见：左卵管长约 5 cm，直径约 0.5 cm，未见明显伞端结构。左卵巢区见一包块，直径约 13 cm，呈囊实混合，囊性区大小约 8 cm×6 cm×2 cm，内容物已流失，内壁局灶暗红，内壁尚光滑，壁厚 0.2 ~ 0.3cm，实性区见一包块，大小约 12 cm×12 cm×10 cm，切面灰黄，质略软。镜下可见异型细胞排列呈不规则腺样（图 6-3）；免疫组织化学：Ki-67（约 70%+），Vimentin（+），P53（野生型表达），P16（斑驳+），WT-1（−），PR（约 90%+），ER（约 90%+），CK7（+），MLH1（+），PMS2（+），MSH2（+），MSH6（+），CD31 及 D2-40 染色未见脉管癌栓。病理诊断为左卵巢高分化子宫内膜样腺癌。

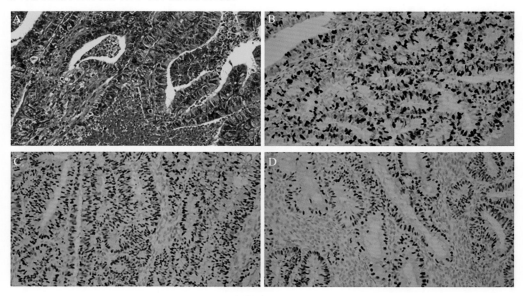

图 6-3　病灶的显微镜下所见

A：HE 染色（×200）镜下可见异型细胞排列呈不规则腺样；B：Ki-67 部分阳性表达（免疫组织化学法，×200）；C：PR 部分阳性表达（免疫组织化学法，×200）；D：ER 部分阳性表达（免疫组织化学法，×200）。

六、临床诊断、分期及依据

（1）诊断及分期：卵巢癌，FIGO 分期ⅠC2 期

（2）分期依据：病灶局限于左侧卵巢，合并术前肿瘤包膜已破裂（陈旧性破裂口），腹水中未见瘤细胞，无盆腔及远处转移。

FIGO 分期 Ⅰ 期卵巢癌的 CT/MR/PET 诊断要点

卵巢癌Ⅰ期病变相对罕见，指肿瘤局限于卵巢（图 6-2 H），根据肿瘤局限的范围、包膜是否完整、腹水或腹腔冲洗液无肿瘤细胞等可细分为ⅠA、ⅠB和ⅠC期，ⅠC 期又细分为ⅠC1、ⅠC2 和ⅠC3 期。

本例患者CT结果显示出左附件区囊实性包块的整体范围，边界显示稍欠清楚，腹水妨碍了肿瘤整体范围的精确判断，PET 图像显示包块的高代谢情况，从而判断肿瘤恶性可能，且通过全身 PET/CT 排除其他转移灶的存在。MR 图像 T_2WI 显示腹水呈明显高信号，与肿瘤信号差异明显，肿瘤的边界清晰可见，有助于判断盆腔无邻近脏器受累，另显示肿瘤大部分呈实性成分，结合 PET 代谢显像结果更准确地反映活性肿瘤成分。需要注意的是，PET/MR 扫描范围有限，并没有将病灶全部涉及。通过影像学检查，可以将该患者分期大致缩小在Ⅰ期范围内。接下来的手术及病理证实肿物表面存在陈旧破裂口，与周围组织粘连及盆腔腹膜粘连，符合ⅠC2 期诊断标准；且腹水中未找到癌细胞，不足以诊断为ⅠC3 期。

拓展阅读

卵巢癌Ⅰ期病变诊断主要依据手术病理结果，PET/CT 检查可以排除全身其他部位的转移，PET/MR 更精确地除外肿瘤局部受累，从而辅助Ⅰ期诊断。

病例 2　卵巢癌 FIGO ⅡB 期

一、简要病史

患者，女性，66 岁，主诉"绝经后阴道流血 20 余天"。

二、专科查体

外阴正常，阴道畅，宫颈光滑，常大。子宫常大，质软，活动度良好，无压痛，左附件增厚，右附件区未触及异常。

三、相关检查

（1）实验室检查：HCG：0.75 mIU/mL（正常）；AFP：2.1 ng/mL（正常）；CEA：0.9 ng/mL（正常）；CA19-9XR：10.1 U/mL（正常）；CA-724：1.06 U/mL（正常）；CA-125：7.9 U/mL（正常）；HE4：72.1 pmol/L（正常）；绝经前罗马指数：15.59（提示患上皮性卵巢癌风险高）；绝经后罗马指数：10.64（提示患上皮性卵巢癌风险低）。

（2）PET/CT 及 PET/MR 影像表现：CT 平扫（图 6-4 A）左侧附件区见一囊实混合密度包块影，病灶较大截面约 6.5 cm×4.5 cm，病灶左侧可见一软组织密度结节（图 6-4 A 箭头所指处），大小约 1.2 cm×1.0 cm，PET/CT 融合图像（图 6-4 B）上左附件区病灶实性成分 FDG 代谢不均匀增高，SUV_{max} 约 8.56，病灶旁结节 FDG 代谢亦可见增高，SUV_{max}=7.50。全身 MIP 图像（图 6-4 I）显示其余全身各处未见异常 FDG 摄取。

MR 平扫示左侧附件区见一混杂信号病灶，T_1WI 序列（图 6-4 C、G）病灶呈不均匀等 – 低信号，实性成分呈等信号，T_2WI 序列（图 6-4 D、E、H）病灶呈混杂信号，病灶大小约 6.6 cm×4.2 cm×4.7 cm（长径 × 短径 × 上下径），病灶左侧见一等信号结节，约 1.2 cm×1.0 cm×0.9 cm（长径 × 短径 × 上下径），PET/MR 融合图像（图 6-4 F）上病灶实性成分 FDG 代谢增高，SUV_{max} 约 9.68。病灶左侧结节 FDG 摄取增高，SUV_{max} 约为 8.35。

结合 PET/CT 及 PET/MR 表现，影像诊断为：左附件区囊实性肿物，伴左盆腔结节，考虑卵巢癌，FIGO ⅡB 期。

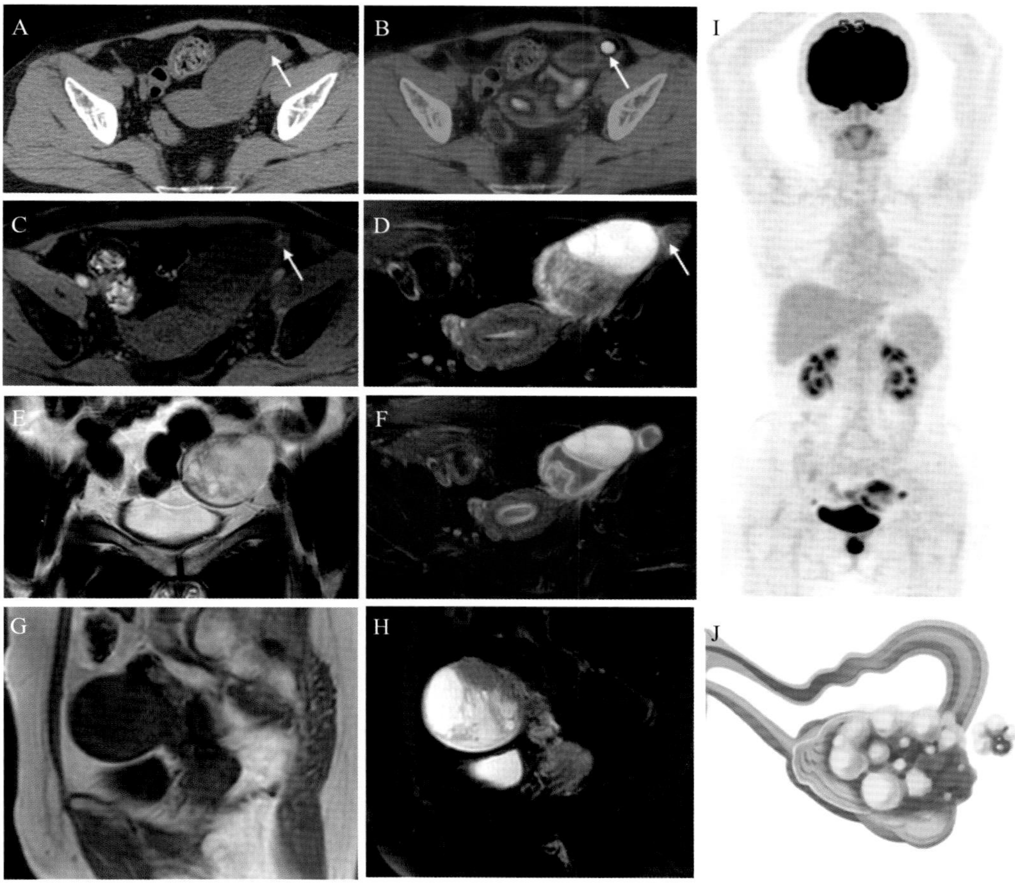

图 6-4 ^{18}F-FDG PET/CT、PET/MR 表现及病灶示意图

A：轴位 CT 平扫图像，箭头所指处为病灶旁结节；B：轴位 PET/CT 融合图像，箭头所指处为病灶旁结节；C、D：轴位 T_1WI 及相应层面 T_2WI 压脂图像，箭头所指处为病灶旁结节；E：冠状位 T_2WI 图像；F：PET/MR 融合图像；G、H：矢状位 T_1WI 及相应层面 T_2WI 压脂图像；I：^{18}F-FDG PET 全身 MIP 图像；J：FIGO ⅡB 期卵巢癌示意图。

四、治疗方案

经腹行全子宫 + 双侧输卵管卵巢切除术 + 盆腔淋巴结及腹主动脉旁淋巴结清扫术 + 大网膜切除术 + 阑尾切除术。

五、病理诊断

大体可见：左侧输卵管长约 6 cm，直径约 0.5 cm，伞端见一肿物，直径约 1.0 cm，切面黄白质中。卵巢区可见一肿物，大小约 6 cm×5 cm×3 cm，切面灰黄质略软。
镜下所见：左卵巢及左输卵管伞旁肿物癌细胞排列呈不规则腺样，巢片状（图 6-5）。
免疫组织化学：P53（约 95%+），PAX8（+），WT-1（+），PA2（−），P16（+），
HNF1-Beta（局灶弱+），NapsinA（−），Ki-67（约 60%+），ER（约 60%+），PR
（约 30%+），Vimentin（−），HER-2（−），MLH1（+），PMS2（+），MSH2（+），
MSH6（+）。病理诊断：左附件高级别浆液性癌，左输卵管伞旁转移癌。

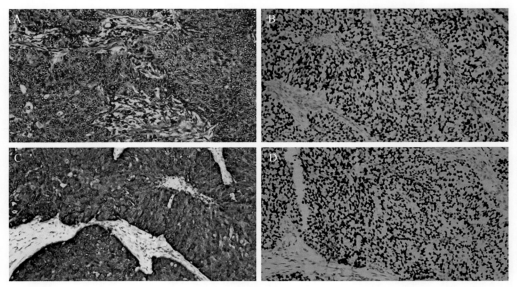

图 6-5　病灶的显微镜下所见

　　A：HE 染色（×200）镜下可见癌细胞排列呈不规则腺样，巢片状；B：P53 部分阳性表达
（免疫组织化学法，×200）；C：P16 阳性表达（免疫组织化学法，×200）；D：WT-1 阳性表达
（免疫组织化学法，×200）。

六、临床诊断、分期及依据

　　（1）诊断及分期：卵巢癌，FIGO 分期 ⅡB 期。

　　（2）分期依据：左附件区肿物，累及一侧卵巢，伴盆腔其他组织种植转移（左
输卵管伞旁），无盆腔以外的腹膜转移及腹膜后淋巴结转移。

FIGO 分期 Ⅱ 期卵巢癌的 CT/MR/PET 诊断要点

　　卵巢癌 FIGO Ⅱ期病变大约占全部卵巢癌的 10%，诊断要点在于判断是否存
在盆腔浸润和（或）种植。当肿瘤累及一侧或两侧卵巢，直接浸润和（或）种植

到子宫和（或）输卵管、卵巢时为Ⅱ A 期；直接浸润和（或）种植到盆腔其他组织时为Ⅱ B 期（图 6-4 J）。

　　此病例中 CT 清晰地显示出左附件区包块的大小、囊实性及边界，但病灶左侧的结节因与邻近结构密度相似、分界不清容易被忽视。PET/CT 融合图像通过 FDG 代谢显像灵敏地识别这一高代谢结节，怀疑盆腔种植转移灶；且通过全身显像排除了其他部位的转移。PET/MR 中 T_2WI 序列可以更加清楚地识别病灶中的囊实性成分、边界情况，确定无邻近结构直接侵犯；对原发灶左侧的转移结节的显示也比 CT 清楚，加上 PET 成像确定代谢高低，提高了盆腔局部受侵和转移的诊断效能。

拓展阅读

　　由于放射学检查对于界定输卵管、卵巢结构作用有限，所以对于辅助诊断卵巢癌Ⅱ A 期的作用也有限。但 PET/CT 及 PET/MR 检查可以识别盆腔的种植转移和其他组织浸润情况，从而有助于Ⅱ B 期诊断。尤其是 PET/MR，在卵巢癌Ⅱ B 期的分期诊断中更具优势。

病例 3　卵巢癌 FIGO III B 期

一、简要病史

患者，女性，54 岁，主诉"腹胀半月余"。

二、专科查体

腹部膨隆，未及压痛。外阴未见明显病变，阴道为已婚经产式。阴道畅，宫颈居后，常大，表面呈轻度糜烂样，无举摆痛。双合诊效果不佳，未触及子宫及双附件。

三、相关检查

（1）实验室检查：CEA：5310 ng/mL（↑）；CA-125：1190 U/mL（↑）；HE4：303.200 pmol/L（↑）。

（2）TCT 检查：提示细菌性阴道病，有化生细胞，无 HPV 感染。

（3）PET/CT 及 PET/MR 影像表现：CT 平扫（图 6-6 A）盆腔内见一类圆形囊实混合包块，病灶较大截面约 11.3 cm×9.0 cm，边界部分显示不清，PET/CT 融合图（图 6-6 B）显示包块实性部分 FDG 代谢明显增高，SUV_{max}=23.18。右上腹部（胃体下部大弯侧前方腹腔间隙，图 6-7 A）及左膈下（脾脏后上缘，图 6-7 C）分别见一处软组织密度结节，直径分别约 0.6 cm、0.8 cm，PET/CT 融合图（图 6-7 B、D）上病灶 FDG 代谢增高，SUV_{max} 分别约 10.65、11.82。MIP 图像（图 6-6 G）显示其余全身各处未见异常 FDG 摄取。腹盆腔见大量液体密度影。

MR 平扫（图 6-6 C、D、E）可见盆腔内存在一混杂信号包块，囊性部分呈 T_1WI 低信号、T_2WI 高信号，实性部分呈 T_1WI 稍低信号、T_2WI 稍高信号，T_2WI 压脂序列未见脂肪信号，包块边界光滑清楚，大小约 10.0 cm×10.0 cm×9.4 cm（长径 × 短径 × 上下径），PET/MR 融合图（图 6-6 F）可见包块实性部分 FDG 代谢明显增高，SUV_{max}=22.71。盆腔见大量液性信号影。未见增大或 FDG 代谢增高淋巴结。

结合 PET/CT 及 PET/MR 表现，影像诊断为：盆腔囊实性肿物，考虑附件来源恶性肿瘤（卵巢癌）；右上腹部及左膈下结节，转移可能大。综上，考虑该患者为卵巢癌，FIGO 分期Ⅲ B 期。

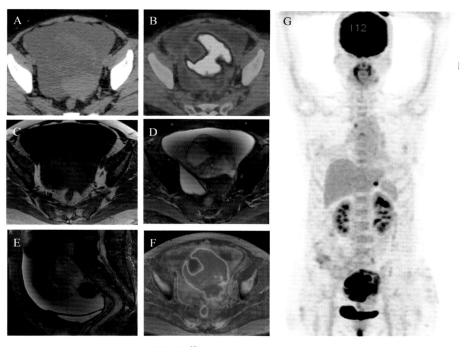

图 6-6 原发灶的 ^{18}F-FDG PET/CT 和 PET/MR 图像

A、B：轴位 CT 平扫图像及相对应的轴位 PET/CT 融合图像；C、D：轴位 T$_1$WI 及相应层面 T$_2$WI 压脂图像；E：矢状位 T$_2$WI 压脂图像；F：PET/MR 融合图像；G：^{18}F-FDG PET 全身 MIP 图像。

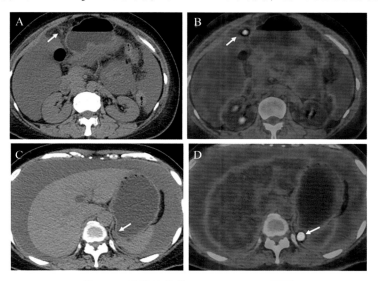

图 6-7 转移灶的 ^{18}F-FDG PET/CT 图像

A、C：轴位 CT 平扫图像，箭头所指处为转移病灶；B、D：对应层面的轴位 PET/CT 融合图像。箭头所指处为转移病灶。

四、治疗方案

行全子宫切除＋双侧附件切除＋大网膜切除＋阑尾切除＋腹腔病灶切除术＋盆腔淋巴清扫术，术后行化疗。

五、病理诊断

大体上右侧附件可见一肿物，直径 11 cm，表面大部光滑，未见卵管结构，病灶切面黄红相间，质略软。镜下（图 6-8）可见右附件病灶癌细胞排列呈乳头状，筛网状，乳头融合成片，部分坏死；免疫组织化学：PAX8（－），WT-1（－），Vimentin（－），ER（5%+），PR（30%+），P53（80%+），Ki-67（80%+），Napsin A（－）。腹腔内结节镜下可见少量异型细胞；免疫组织化学：CK（+），CD68（－），Ki-67（60%+）。病理诊断为：右附件高级别浆液性癌。

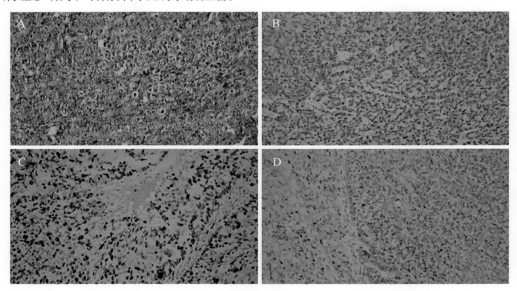

图 6-8　病灶的显微镜下所见

A：HE 染色（×200）镜下可见癌细胞排列呈乳头状，筛网状，乳头融合成片，部分坏死；B：P53 部分阳性表达（免疫组织化学法，×200）；C：Ki-67 部分阳性表达（免疫组织化学法，×200）；D：PR 部分阳性表达（免疫组织化学法，×200）。

六、临床诊断、分期及依据

（1）诊断及分期：卵巢癌，FIGO 分期Ⅲ B 期。

（2）分期依据：卵巢囊实性肿物，伴盆腔外腹腔转移，转移灶最大径≤ 2 cm；

不伴有肝脾实质、腹腔外器官远处转移。

FIGO 分期 III 期卵巢癌的 CT/MR/PET 诊断要点

FIGO Ⅲ 期在卵巢癌中较为常见，指一侧或两侧卵巢（输卵管/腹膜癌）经细胞学或组织学证实的盆腔以外的腹膜转移，和（或）腹膜后淋巴结转移，又可分为Ⅲ A、Ⅲ B 及Ⅲ C 期。其中Ⅲ A 期诊断要点在于细胞学或组织学证明腹膜后淋巴结阳性及显微镜下盆腔外腹膜受累。Ⅲ B 及Ⅲ C 期诊断要点在于判断病变是否存在盆腔外腹腔转移，当肉眼可见的盆腔外腹腔转移，病灶最大径 ≤ 2 cm 时可诊断为Ⅲ B 期，病灶最大径 > 2 cm 时可诊断为Ⅲ C 期。

此病例中 CT 显示出卵巢原发病灶的大致范围，但因为存在大量腹水，病灶的边缘显示并不清楚；另显示出腹腔存在两个转移灶，右上腹部转移灶因腹腔脂肪低密度背景容易分辨，而左侧脾前缘病灶因胃脾之间距离较近容易被忽视。PET/CT 融合图像不仅展示出原发灶里代谢活跃的肿瘤实性成分，还灵敏地检测出盆腔外高代谢转移结节，比单纯 CT 更容易观察到转移灶。相较于 PET/CT，PET/MR 图像更清楚地显示肿物中囊性及实性成分，结合 T_2WI 序列显示出病灶的光滑边缘，因而可以更好地判断出周围结构未受累；结合 T_2WI 压脂序列和 T_1WI 序列判断出原发灶内部不存在脂肪、出血等成分，从而排除畸胎瘤、子宫内膜异位等病变。

拓展阅读

卵巢癌在影像学上常表现为囊实性病变，内可见间隔及壁结节，可伴有腹水、盆腔器官受累、腹膜疾病、淋巴结转移及远处扩散等情况。PET/CT 及 PET/MR 有助于卵巢癌转移灶的检出；尤其是 PET/CT 可全身扫描，对卵巢癌晚期病变（FIGO Ⅲ～Ⅳ期）的分期更具优势。

病例 4　卵巢转移癌

一、简要病史

患者，女性，55 岁，主诉"全腹胀 1 个月余，检查发现盆腔包块 1 周"。

二、专科查体

外阴发育正常，阴道畅，宫颈光滑，萎缩，盆腔触及不清，腹膨隆，移动性浊音（＋）。

三、相关检查

（1）实验室检查：CEA：132.1 ng/mL（↑）；CA-724：8.85 U/mL（↑）；CA-125：195.3 U/mL（↑）；HE4：149.8 pmol/L（↑）。

（2）PET/CT 及 PET/MR 影像表现：CT 平扫示双侧附件区不整形囊实混合肿块影（图 6-9 A、C），右侧以实性为主，较大截面约 6.6 cm×4.7 cm，左侧以囊性成分为主，较大截面约 9.9 cm×6.2 cm。上腹部显示胃体远端壁不规则增厚，见软组织密度团块影，较大截面约 3.5 cm×2.6 cm，腹盆腔见大量液体密度影。PET/CT 融合图像（图 6-9 B、D）显示双侧附件区病灶实性成分 FDG 摄取不均匀增高，SUV_{max}=12.40。胃体远端胃壁 FDG 摄取增高，SUV_{max}=24.78。全身 MIP 图像（图 6-9 I）显示无其他转移。

MR 示双侧附件区囊实性包块影，T_1WI（图 6-9 E）低信号为主，内见斑点状高信号，T_2WI（图 6-9 F、G、H）信号混杂，部分呈低信号，内见边缘清楚的类圆形高信号影。包块边缘清晰，右侧包块大小约 6.9 cm×4.5 cm×5.7 cm（长径 × 短径 × 上下径），左侧包块大小约 9.5 cm×6.1 cm×5.9 cm（长径 × 短径 × 上下径），盆腔内多发液性信号影。PET/MR 融合图像（图 6-9 J）显示实性成分 FDG 摄取不均匀增高，SUV_{max}=12.45。

结合 PET/CT 及 PET/MR 图像，影像诊断为：胃体远端恶性占位；双侧附件区囊实性肿物，转移瘤可能大。

（3）胃肠镜检查：镜下见食管管腔通畅，黏膜光滑、色泽正常，蠕动良好。贲门黏膜色泽正常，开放与关闭良好。胃腔内较多食物团残留，部分黏膜显示不清，所见胃底黏膜色泽正常，胃体上部大弯侧可见溃疡性病变，约环管腔 1/3，表面污秽苔，周边黏膜堤样隆起，取组织 8 块送病理。胃窦黏膜可见斑点状红斑及渗出，蠕动良好。

幽门口形态正常，收缩舒张良好。十二指肠球部及球后黏膜光滑、色泽正常。进镜抵达回盲部，肠腔内粪液残留，部分黏膜显示不清。所见大肠黏膜光滑，色泽正常，血管纹理清晰。胃肠镜诊断：胃溃疡性病变，请结合病理；所见大肠黏膜未见异常。

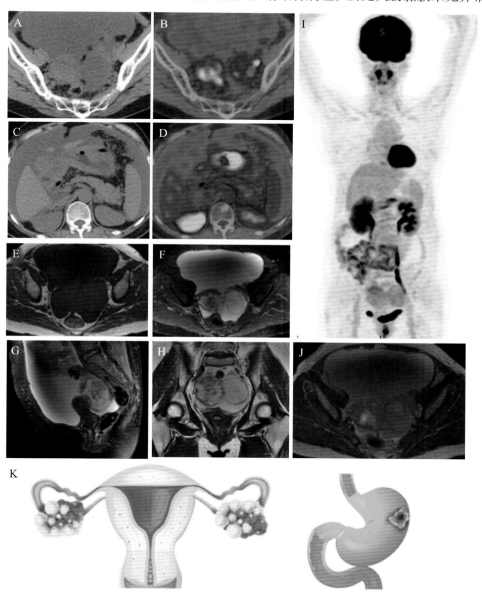

图 6-9 ^{18}F-FDG PET/CT、PET/MR 表现及病灶示意图

A、C：轴位 CT 平扫图像；B、D：轴位 PET/CT 融合图像；E：轴位 T$_1$WI 图像；F：轴位 T$_2$WI 压脂图像；G、H：矢状位及冠状位 T$_2$WI 图像；I：^{18}F-FDG PET 全身 MIP 图像；J：轴位 PET/MR 融合图像；K：卵巢转移瘤示意图。

四、病理诊断

（1）胃镜活检：镜下见异型细胞弥漫成片（图 6-10）；免疫组织化学：CK（＋），CK8/18（＋），CEA（＋），CD68（局灶＋），Her-2（－），PAX8（－）。病理诊断：胃低分化腺癌。

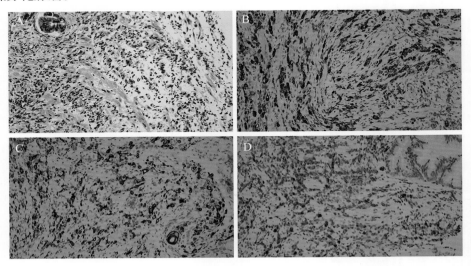

图 6-10　胃病灶的显微镜下所见

A：HE 染色（×200）镜下可见异型细胞弥漫成片；B：CK 阳性表达（免疫组织化学法，×200）；C：CK8/18 阳性表达（免疫组织化学法，×200）；D：CEA 阳性表达（免疫组织化学法，×200）。

（2）盆腔肿物穿刺活检：镜下见梭形细胞增生，内见异型细胞呈小簇状、片状排列，局灶见细胞内黏液（图 6-11）。免疫组织化学：CK（＋），CK8/18（＋），CEA（＋），Her-2（1+），PAX8（－），ER（－）。病理诊断：盆腔实性肿物穿刺活检，转移癌，符合胃来源。

五、治疗方案

多西他赛＋替吉奥＋奥沙利铂方案化疗 4 周期后行盐酸多柔比星＋顺铂方案化疗 1 周，其间每月进行一次复查。

六、临床诊断及依据

（1）诊断：胃肠道卵巢转移瘤。

（2）依据：胃恶性占位，双侧卵巢囊实性占位，两者组织学来源相同。

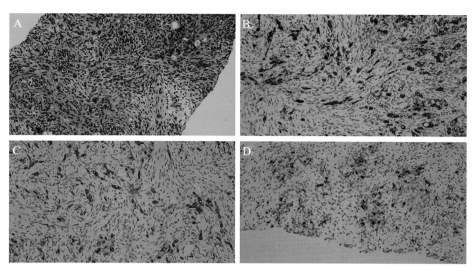

图 6-11　卵巢病灶的显微镜下所见

　　A：HE 染色（×200）镜下可见异型细胞呈小簇状、片状排列，局灶见细胞内黏液；B：CK 阳性表达（免疫组织化学法，×200）；C：CK8/18 阳性表达（免疫组织化学法，×200）；D：CEA 阳性表达（免疫组织化学法，×200）。

卵巢转移瘤 CT/MR/PET 诊断要点

　　卵巢是转移性肿瘤的好发部位，常见的原发灶为胃肠道、乳腺、生殖道等。转移瘤多累及双侧卵巢，平均直径较大，瘤体可以是囊性型、囊实混合型、实性型，也可合并腹水、腹膜种植、淋巴结转移以及远处脏器转移。

　　本病例中卵巢转移瘤来源于胃腺癌。CT 检查显示双侧附件区囊实性包块，密度不均匀，PET 检查显示包块 FDG 代谢不均匀增高，怀疑卵巢恶性肿瘤。进一步结合全身 PET/CT 发现胃体远端可疑恶性占位，提示卵巢转移瘤的可能性。PET/MR 中显示高代谢区域包块边界清楚，T_1WI 呈等或等低信号，伴斑片状高信号，代表瘤内黏液成分或出血；T_2WI 显示包块低信号实质区及实性成分内边界清晰的囊肿样高信号，这两个征象可认为是卵巢转移瘤的 MR 特征征象。

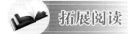 拓展阅读

　　卵巢转移瘤与卵巢原发性肿瘤的临床症状、CA-125 水平及影像学差异并不显著。PET/CT 可评估全身状态，能够发现偶然的原发病灶，PET/MR 则进一步评估

了包块内部成分，提高了诊断的准确性。对于卵巢包块为首发表现的患者，应警惕转移瘤的可能性，必要时行 PET/CT 及 PET/MR 进一步确诊。

（田成铭　李贝贝）

参考文献

［1］中国抗癌协会妇科肿瘤专业委员会 . 卵巢恶性肿瘤诊断与治疗指南（2021 年版）［J］. 中国癌症杂志 , 2021, 31 (6): 490-500.

［2］BEREK J S, RENZ M, KEHOE S, et al. Cancer of the ovary, fallopian tube, and peritoneum: 2021 update[J]. Int J Gynaecol Obstet, 2021, 155 Suppl 1(Suppl 1): 61-85.

［3］ENGBERSEN M P, VAN DRIEL W, LAMBREGTS D, et al. The role of CT, PET-CT, and MRI in ovarian cancer[J]. Br J Radiol, 2021, 94(1125): 20210117.

［4］KEMPPAINEN J, HYNNINEN J, VIRTANEN J, et al. PET/CT for Evaluation of Ovarian Cancer[J]. Semin Nucl Med, 2019, 49(6): 484-492.

［5］KHESSIB T, JHA P, DAVIDZON G A, et al. Nuclear Medicine and Molecular Imaging Applications in Gynecologic Malignancies: A Comprehensive Review[J]. Semin Nucl Med, 2024, 54(2): 270-292.

［6］VIRARKAR M, GANESHAN D, GULATI A T, et al. Diagnostic performance of PET/CT and PET/MR in the management of ovarian carcinoma-a literature review[J]. Abdom Radiol (NY), 2021, 46(6): 2323-2349.

［7］TARCHA Z, KONSTANTINOFF K S, INCE S, et al. Added Value of FDG PET/MRI in Gynecologic Oncology: A Pictorial Review[J]. Radiographics, 2023, 43(8): e230006.

［8］ZHANG C, LIANG Z, LIU W, et al. Comparison of whole-body 18F-FDG PET/CT and PET/MRI for distant metastases in patients with malignant tumors: a meta-analysis[J]. BMC Cancer, 2023, 23(1): 37.

第七章

其他少见妇科恶性肿瘤 PET/CT 与 PET/MR 病例对照解析

子宫肉瘤

子宫肉瘤的起源包括子宫平滑肌、子宫内膜基质和支持组织在内的间充质组织，是一种高度异质性、高度恶性的罕见子宫肿瘤。子宫肉瘤发病率为 0.016‰ ~ 0.020‰，且有 0.1% ~ 0.3% 的子宫平滑肌瘤经术后病理确诊为子宫肉瘤。子宫肉瘤最常见的组织学类型分别是：子宫平滑肌肉瘤、子宫癌肉瘤和子宫内膜间质肉瘤。在临床上，对子宫肉瘤患者的诊断主要依赖异常的阴道流血体征与诊刮或穿刺等细胞学检查，但当肿瘤仅局限于子宫肌层时，这些方法的鉴别能力受限，且超声引导下穿刺易引起肿瘤的针道播散和盆腔感染，故其实际临床应用受限。在 CT 和 MR 上，子宫肉瘤通常表现为异质性占位，病灶边界模糊，部分患者会出现宫腔扩张的影像表现，但这些影像学特点与其他妇科肿瘤类似，特异性较低，故仅凭 CT 和 MR 难以明确对子宫肉瘤的诊断。对子宫肉瘤患者来说，术前精确诊断对改善预后有重要意义，PET 联合 CT 或 MR 有助于评估病灶大小、边界、同周围组织的关系、淋巴结转移范围等，对精准地评估原发肿瘤分期、早期发现远处转移、制订个体化诊疗计划以及后期随访评估治疗效果都具有重要意义。

病例 1 子宫癌肉瘤 FIGO I A 期

一、简要病史

患者，女性，63 岁，主诉"阴道不规则流血 3 个月"。

二、专科查体

外阴发育正常，阴道畅，黏膜无充血，阴道内见较多血性分泌物，有异味；宫颈肥大，表面光滑，接触出血（−）；子宫增大，约孕 12 周大小，形态不规则，活动良，无压痛；双附件区未触及异常。

三、相关检查

（1）实验室检查：CA-125：28.310 U/mL（正常）；AFP：5.28 ng/mL（正常）；CEA：1.96 ng/mL（正常）；CA19-9：23.65 U/ mL（正常）；CA-724：1.87 U/mL（正常）。

（2）PET/CT 及 PET/MR 表现：CT 平扫显示（图 7-1 A）子宫体积不规则增大，宫区密度不均，病灶较大横截面积约 10.4 cm×7.6 cm；子宫壁多发结节状等密度凸起，部分不规则钙化；子宫周围可见少许小淋巴结。PET/CT 显示（图 7-1 B）病灶 FDG 代谢增高，SUV_{max}=11.13。子宫壁结节状突起及子宫周围小淋巴结 FDG 代谢均不高。同层 MR 上可以清晰地显示宫腔内信号混杂，T_1WI（图 7-1 C）上病灶以稍高信号为主，内可见稍低信号；T_2WI（图 7-1 D、E）上病灶也以稍高信号为主，内可见稍低信号，肌层变薄，部分区域结合带模糊（局部浸润深度约 5 mm，全肌层厚度约 11 mm）病灶大小约 9.2 cm×6.2 cm×8.3 cm，DWI（图 7-1 H）上病灶呈混杂信号，以高信号为主。子宫肌壁间另见短 T_2 信号包块，子宫周围可见少许小淋巴结。PET/MR（图 7-1 F）上能够清晰显示宫腔内占位伴 FDG 摄取增高，SUV_{max}=13.70。子宫肌壁间包块及子宫周围小淋巴结 FDG 代谢均不高。全身 MIP 图像（图 7-1 G）显示无远处转移。综上，PET/CT 仅能提示宫区恶性占位，PET/MR 可以清晰地显示病灶累及结合带，局部浸润深度小于 1/2 全肌层，考虑为 FIGO I A 期。

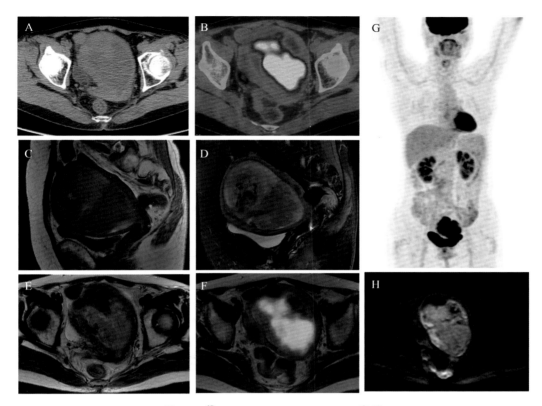

图 7-1　^{18}F-FDG PET/CT、PET/MR 表现

　　A：轴位 CT 平扫图像；B：轴位 PET/CT 融合图像；C：矢状位 T_1WI 图像；D：矢状位 T_2WI 压脂图像；E：轴位 T_2WI 图像；F：轴位 PET/MR 融合图像；G：^{18}F-FDG PET 全身 MIP 图像；H：轴位 DWI 图像。

四、治疗方案

　　行膀胱镜下双侧输尿管双 J 管置入术 + 经腹次广泛性子宫切除术 + 双附件切除术 + 盆腔淋巴结清扫术 + 腹主动脉旁淋巴结切除术。

五、病理诊断

　　大体可见：宫颈光滑，内膜切面淡黄质软，较细腻，局灶暗红出血坏死样，浸润深度小于 1/2 肌壁。肌壁间黏膜下及浆膜下见多个肌瘤结节，直径 3 ~ 5 cm，切面白韧。镜下可见：瘤细胞呈梭形，核大，异型明显，坏死易见，局灶可见少量异型腺体（图 7-2）。病理诊断：子宫癌肉瘤，浸润深度小于 1/2 肌壁；各组淋巴结反应性增生；双侧附件未见确切异常。

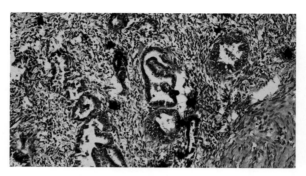

图 7-2　病灶的显微镜下所见

HE 染色（×200）镜下可见瘤细胞呈梭形，核大，异型明显，坏死易见，局灶可见少量异型腺体。

六、临床诊断、分期及依据

（1）诊断及分期：子宫癌肉瘤，FIGO 分期ⅠA 期。

（2）分期依据：经病理证实的子宫癌肉瘤，肿瘤浸润深度小于 1/2 肌壁，无盆腔或远处转移。

子宫癌肉瘤的 CT/MR/PET 诊断要点

　　因子宫癌肉瘤在临床症状和影像表现上同子宫内膜癌相似，所以常被误诊为子宫内膜癌，但其在淋巴结转移、腹膜种植以及肺部转移等方面均较子宫内膜癌表现出更高的风险，其中超过 10% 的 UCS 患者在就诊时已经出现转移，约 15% 的患者病变会累及宫颈。虽然难以通过影像学检查在术前获得确切的诊断，但是影像学检查可以帮助判断病变的范围、病灶同周围结构的关系、有无淋巴结及远处转移，这对评估术前分期、制订治疗方案、预测预后及评价疗效至关重要。因此，影像学检查，尤其是 PET/CT 及 PET/MR 在子宫癌肉瘤的术前诊断、术后随访及治疗后复查中显得格外重要。

　　UCS 的 CT 平扫影像常表现为宫腔扩张、宫区可见边界不清楚的异质性包块（内可见液性、血性成分）。此外，CT 还可以观察到盆腔内及远处明显增大的淋巴结，以及是否存在肝、肺、脑、腹膜等器官或结构受累。但 CT 平扫对病灶的边界、病灶浸润肌层的深度及病灶同周围结构的关系常显示欠清，特别是当病灶较小时，CT 平扫可能难以发现异常。在 ^{18}FDG PET/CT 上，UCS 呈现特征性的高摄取。由于 PET 可以提供病灶的代谢信息，因此 PET/CT 对于子宫癌肉瘤一些早期淋巴结转移的检测及小转移灶的诊断要明显优于 CT 平扫，常用于子宫癌肉瘤的术前诊断及分期。

　　相比于 CT，MR 对 UCS 病灶的显示更为清晰，特别是在 T_2WI 上，能够观察到更多细节，如病灶的边界、病灶的成分、子宫结合带是否完整、病灶对肌层的浸润深度及病灶同周围结构的关系等。UCS 在 MR 上常表现为 T_1WI 等信号，T_2WI 稍低信号，当病灶发生出血、坏死等情况时，病灶内信号混杂，其中 T_1WI 对检测出血较为敏感。与其他子宫内膜恶性肿瘤相似，UCS 在 DWI 上呈高信号，在 ADC 图上呈低信号。除了常规序列和功能序列，DCE 也有助于病灶的鉴别诊断，在肉瘤分化的区域，可以观察到早期和持续的强化现象，这是鉴别 UCS 和子宫内膜癌的重要特征。PET/MR 除了可以提供 MR 良好的解剖成像，还可以提供 PET 的代谢成像，有助于进一步诊断病灶。PET/MR 在病灶及部分转移灶显示、细节观察方面要优于 PET/CT，但其对肺部转移灶的检测要弱于 PET/CT；并且其成像时间长，存在成像条件的限制，因此临床中应根据实际情况来选择合适的检查方法。

阴道癌

阴道癌作为一种较为罕见的妇科恶性肿瘤，正逐渐受到医学界的更多关注。其发病率虽低，但近年来随着 HPV 感染率的上升，年轻女性罹患阴道癌的比例也在增加。原发性阴道癌多见于绝经后妇女，平均年龄约 60 岁，其中 80% ~ 90% 为鳞状细胞癌。大体上，原发性阴道鳞癌可表现为表浅型（溃疡性）（50%）、外生型（蕈样）（30%）和内生型（环形缩窄性）（20%）。阴道癌的诊断过程复杂且关键，它直接关系到治疗方案的制订和患者的预后。在临床诊断中，医师需综合考虑患者的病史、临床表现、体格检查以及影像学检查等多方面信息，并需要判断病灶是否来源于生殖器官或生殖道外肿瘤的侵犯和转移。其中，影像学检查在阴道癌的诊断中至关重要。它不仅能够帮助医师准确地判断肿瘤的大小、位置和形态，还能提供关于肿瘤与周围组织的关系以及是否存在转移等关键信息。

目前，阴道癌常用的影像检查方法包括 CT 和 MR。CT 扫描速度快，能够清晰地显示肿瘤的钙化、骨质破坏等特征，但其软组织分辨率相对较低，对于外阴部分的显示也不够清晰。MR 则以其高软组织分辨率和诊断淋巴结受累的高敏感性而著称，相比于 CT，MR 能够更准确地判定局部侵袭范围和评估治疗效果。随着技术的不断进步，PET/CT 与 PET/MR 这两种融合了功能与结构成像的先进技术，正逐渐成为阴道癌诊断的新宠。PET/CT 结合了 PET 的高灵敏度和 CT 的精确解剖定位，能够同时提供肿瘤的功能代谢信息和解剖结构信息。而 PET/MR 则更进一步，将 PET 的高代谢显像能力与 MR 的卓越软组织分辨率相结合，不仅减少了患者的辐射暴露，还能提供更丰富的肿瘤信息。

病例 2　阴道癌 FIGO I 期

一、简要病史

患者，女性，52 岁，主诉"阴道不规则流血 3 个月"。

二、专科查体

外阴发育正常，阴道畅，尿道外侧可见大小约 1.5 cm 病灶，阴道两侧片状增厚，宫颈光滑，萎缩，质软，双附件区未触及异常。

三、相关检查

（1）实验室检查：SCCA：1.2 ng/mL（正常）；CA-125：25.110 U/mL（正常）；AFP：4.83 ng/mL（正常）；CEA：1.87 ng/mL（正常）；CA19-9：22.56 U/ mL（正常）；CA-724：1.69 U/mL（正常）。

（2）HPV：HPV A9（＋）。

（3）TCT：鳞状上皮内高度病变。

（4）阴道镜：阴道壁两侧可见菜花样物，触之有出血，阴道口可见菜花样物。

（5）PET/CT 及 PET/MR 影像表现：CT 平扫（图 7-3 A）显示阴道下壁局部不规则增厚，累及阴道口，呈等密度影，CT 值约 40 Hu，CT 图像无法明确病变边界。MR 平扫显示阴道下段近阴道口处可见等 T_1（图 7-3 C）稍长 T_2（图 7-3 D、G、H）信号包块，病灶大小约 2.5 cm × 1.8 × 1.5 cm，病变累及阴道口，DWI（图 7-3 E）上病灶呈高信号。PET/CT（图 7-3 B）及 PET/T_2W-MR（图 7-3 F）融合图像均显示病灶 FDG 摄取增高，SUV_{max} 分别为 12.87 和 14.16。盆腔未见明显增大的淋巴结影及其他异常放射性分布。全身 MIP 图像（图 7-3 I、J）未见远处转移。结合 PET/CT 及 PET/MR 结果考虑为阴道癌，FIGO I B 期。

四、病理诊断

病灶活检镜下可见异型细胞，核大深染，排列成片，见成片坏死（图 7-4）。考虑乳头状原位鳞状细胞癌，可疑浸润。免疫组织化学：P16（＋），P40（＋），P63（＋），

Ki-67（约 80%+）。

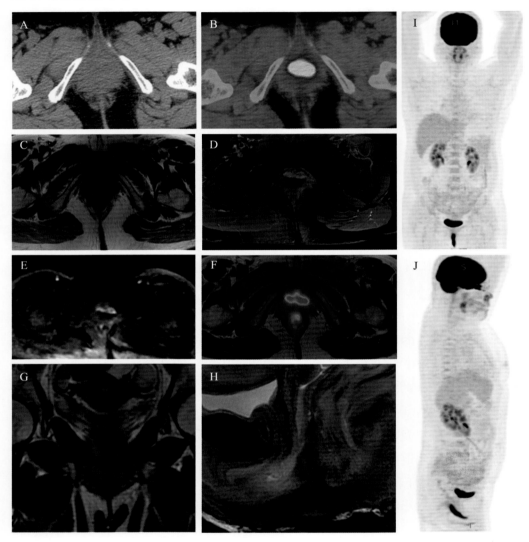

图 7-3　^{18}F-FDG PET/CT、PET/MR 表现

A：轴位 CT 平扫图像；B：轴位 PET/CT 融合图像；C：轴位 T_1WI 图像；D：轴位 T_2WI 压脂图像；E：轴位 DWI 图像；F：轴位 PET/MR 融合图像；G：冠状位 T_2WI 图像；H：矢状位 T_2WI 压脂图像；I、J：^{18}F-FDG PET 全身 MIP 图像（正、侧位）。

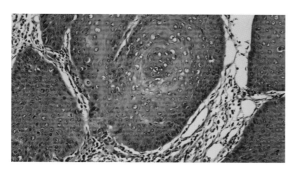

图 7-4 病灶的显微镜下所见

HE 染色（×200）镜下可见异型细胞，核大深染，排列成片，见成片坏死。

五、临床诊断、分期及依据

（1）诊断及分期：阴道癌，FIGO 分期 I 期。

（2）分期依据：肿瘤局限于阴道壁内，病灶直径大于 2.0 cm；未累及邻近淋巴结或发生远处转移。

六、治疗方案

行放疗计划及同步顺铂化疗，完成 28 次照射及 7 次内照治疗后白细胞计数降低（1.5×10^9/L），患者拒绝继续治疗。

阴道癌的 CT/MR/PET 诊断要点

对于局部晚期阴道癌，CT 可以比较清晰地检测到淋巴结的增大和骨质侵蚀情况。对于原发灶，CT 上主要表现为阴道软组织增厚，当病变累及外阴或宫颈时可以表现为局部软组织增厚，边界稍毛糙。受软组织分辨率的限制，即使使用增强 CT，也难以清晰地观察到病变的大小、边界及同周围结构的关系。相比之下，MR 提供了卓越的软组织分辨率和对比度，可以清晰地展示病灶细节及对周围组织的侵袭情况，结合 DWI 等功能序列有助于鉴别肿瘤的良恶性并进一步明确病变的范围；通过采用小视野骨盆图像，MR 可以更清晰地观察到解剖细节和肿瘤边界，而大视野图像则有助于更好地检测淋巴结转移和骨转移。

对于那些尚未突破阴道壁、病灶较小且难以通过常规妇科检查和阴道镜检查发现的病变，CT 和 MR 常难以发现异常表现。PET 则能够通过观察肿瘤组织的功能代谢情况来发现这些早期阴道癌。此外，PET/CT 或 PET/MR 还能探测是否存在早期转移灶，它们在评估术后残留、复发以及放化疗的早期效果方面也具有不可替代的价值。但值得注意的是，虽然 PET/CT 在检测病变、评估病变的灵敏度方面要优于 CT 和 MR，但受到软组织分辨率的影响，其无法提供准确的病变分期，而 PET/MR 则能够对病变进行较为准确的分期，并且与 PET/CT 相比，它减少了辐射暴露，能够降低对人体的放射性损伤。然而 PET/MR 存在成像时间长，有部分检查禁忌证等缺点，临床中应根据实际情况选择最合适的检查方法。相信随着技术的进步，PET/CT 和 PET/MR 将在阴道癌的诊断和治疗中发挥更加重要的作用。

（李泽安　卢　希）

参考文献

［1］ TAKAHASHI M, KOZAWA E, TANISAKA M, et al. Utility of histogram analysis of apparent diffusion coefficient maps obtained using 3.0T MRI for distinguishing uterine carcinosarcoma from endometrial carcinoma [J]. J Magn Reson Imaging, 2016, 43(6): 1301-1307.

［2］ 杨艳 . 子宫癌肉瘤的临床病理分析 [J]. 中国当代医药 , 2016, 23(18): 106-111.

［3］ TIRUMANI S H, OJILI V, SHANBHOGUE A K, et al. Current concepts in the imaging of uterine sarcoma [J]. Abdom Imaging, 2013, 38(2): 397-411.

［4］ LEE H J, PARK J Y, LEE J J, et al. Comparison of MRI and ^{18}F-FDG PET/CT in the preoperative evaluation of uterine carcinosarcoma [J]. Gynecol Oncol, 2016, 140(3): 409-414.

［5］ 李艳艳，张修石，周洋 . 子宫癌肉瘤的 MRI 表现 [J]. 临床放射学杂志 , 2013, 32(1): 141-143.

［6］ 赵阳 . 子宫癌肉瘤的 MRI 影像特征分析 [J]. 宁夏医科大学学报 , 2021, 43(9): 894-898.

［7］ KITAJIMA K, SUENAGA Y, UENO Y, et al. Value of fusion of PET and MRI for staging of endometrial cancer: comparison with ^{18}F-FDG contrast-enhanced PET/CT and dynamic contrast-enhanced pelvic MRI [J]. Eur J Radiol, 2013, 82(10): 1672-1676.

［8］ 中华预防医学会疫苗与免疫分会 . 子宫颈癌等人乳头瘤病毒相关疾病免疫预防专家共识 [J]. 中华预防医学杂志 , 2019, 53(8): 761-803.

［9］吕笑冬，杨俊芳，张坤 . 残端阴道上皮内瘤变的临床特征分析 [J]. 癌症进展，2020, 18(16): 1631-1633.

［10］中国抗癌协会妇科肿瘤专业委员会 . 阴道恶性肿瘤诊断与治疗指南（2021 年版）[J]. 中国癌症杂志 , 2021(6): 546-560.

［11］凌小婷，黄晓欣，林仲秋 .《FIGO 2021 癌症报告》——阴道癌诊治指南解读 [J]. 中国实用妇科与产科杂志 , 2022 (4): 443-446.

［12］PARIKH J H, BARTON D P, IND T E, et al. MR imaging features of vaginal malignancies[J]. Radiographics, 2008, 28(1): 49-63;quiz 322.

第八章

PET/CT 及 PET/MR 在妇科恶性
肿瘤中的应用现状与展望

一、应用现状

PET/CT 和 PET/MR 将提供功能信息的 PET 与提供解剖结构信息的 CT 和 MR 两种模态成像技术结合起来，这种优势互补的融合成像技术在临床应用中的重要性日益显著。在妇科恶性肿瘤领域，PET/CT 和 PET/MR 主要在早期诊断、精准分期、疗效评估和复发监测等方面展现出重要价值。

1. 早期诊断与精准分期

由于结合了 PET 的功能成像优势，PET/CT 及 PET/MR 可以灵敏地检测到 CT 和 MR 上难以发现的早期病灶。此外，PET/CT 及 PET/MR 可以清晰地显示子宫颈、子宫内膜及阴道肿瘤对邻近组织结构，如膀胱、直肠、尿道等的侵袭情况。由于具有更高的软组织分辨率，PET/MR 检测宫颈癌及子宫内膜癌的肌层浸润深度及判断肿瘤侵袭范围的能力优于 PET/CT。PET/CT 及 PET/MR 都具有良好的检测盆腔淋巴结转移及远处转移灶的能力，尽管部分研究者认为 PET/CT 检测微小肺转移灶的能力要优于 PET/MR，但随着技术的发展，PET/MR 对肺内微小病灶的显示能力将会得到极大提升。

2. 疗效评估

PET/CT 和 PET/MR 不仅能通过观察病灶治疗前后的大小及形态变化初步评估治疗效果，还能通过比较病灶治疗前后的功能信息变化，来评估肿瘤对放、化疗等治疗方式的敏感程度。单独或联合使用 CT 值、MR 扩散相关系数等功能磁共振指标及 PET 的 SUV、MTV 和 TLG 等参数可以定量分析病灶的变化情况，进而构建疗效及预后评估模型。

3. 复发监测

虽然临床表现、肿瘤标志物的变化以及传统影像学检查在一定程度上能够监测肿瘤复发，但 PET/CT 和 PET/MR 凭借其检测病灶功能改变的高敏感性，能够更早地发现微小复发灶，为临床鉴别复发与治疗后改变提供参考依据。

二、展望

PET/CT 和 PET/MR 作为先进的融合成像技术，虽然在临床和科研中展现出良好的应用前景，但在现阶段和未来仍有许多需要我们关注和不断完善的地方。

1. 现阶段的临床应用

为了最大限度地发挥 PET/CT 和 PET/MR 在临床诊疗中的价值，建议在临床实践时注意以下几点。

（1）患者教育和沟通：加强对患者的宣教工作，帮助其了解 PET/CT 和 PET/MR 检查的意义和过程，缓解其焦虑情绪，提高其配合度。例如，在检查前向患者详细解释检查步骤和可能的感受，解答患者的疑问，减轻其心理压力。

（2）规范化操作流程及结构化报告：建立和完善 PET/CT 和 PET/MR 检查的标准化操作流程。例如，制订详细的检查流程和质量控制标准，确保每次检查的图像质量和诊断结果的可靠性。同时注意报告书写的规范性，推荐有条件的单位使用结构化报告。

（3）多学科协作：影像科与临床科室进行多学科团队密切合作，共同制订和优化患者的诊疗方案。例如，在制订子宫内膜癌的治疗方案时，影像科医师可以提供肿瘤分期信息，帮助肿瘤科医师制订治疗计划。

（4）持续学习和培训：医务人员应持续学习，及时掌握 PET/CT 和 PET/MR 的新技术和新应用，提高诊断和治疗水平。

2. 未来的技术展望

随着医学影像技术的快速发展，PET/CT 与 PET/MR 在以妇科恶性肿瘤为代表的疾病谱中展现出巨大潜力与广阔的临床应用前景，未来有望在以下方面实现更大突破与创新。

（1）新型显像剂的研发：随着新型 PET 显像剂、MR 显像剂在临床中的逐步应用推广，未来有望在 PET/MR 显像剂领域给学界带来更多的惊喜与突破。

（2）成像技术的优化：PET/MR 正经历着快速革新和优化期，以求成像分辨率更高、扫描速度更快、辐射剂量更低，显著提升患者的检查体验和成像质量。

（3）AI 的应用：AI 在医学影像成像及图像分析中的应用前景广阔。通过 AI 技术，可以加速扫描流程，智能分析 PET/CT 和 PET/MR 图像，有助于临床更快速地制订诊疗方案。

（4）个性化治疗指导：利用 PET/CT 和 PET/MR 提供的丰富影像信息，可以更好地制订个性化治疗方案，提升治疗效果，减少治疗。例如，PET/MR 可以帮助识别对放疗敏感的肿瘤区域，优化放疗剂量分布，从而减少正常组织的损伤。

综上所述，PET/CT 和 PET/MR 是妇科恶性肿瘤早诊早治与精准诊疗的"一站式"检查利器。随着技术创新的不断推进和临床实践的逐步深化，以 PET/MR 为代表的融合成像技术必然越来越惠及临床及患者，在我国现阶段卫生与健康服务方式从"以治病为中心"向"以人民健康为中心"的转变中发挥重要的作用。

（王宏博　陈柏青）

英文缩略语索引

英文缩写	英文全称	中文全称	页码
AC	adenocarcinoma	腺癌	2
AJCC	American Joint Committee on Cancer	美国癌症联合委员会	22
AFP	alpha-fetoprotein	甲胎蛋白	48
CA-125	cancer antigen 125	癌抗原 125	48
CA-19-9/724	carbohydrate antigen 19-9/724	糖抗原 19-9/724	48
^{11}C-AC	^{11}C-acetate	^{11}C- 乙酸盐	27
CEA	carcinoembryonic antigen	癌胚抗原	48
CIN	cervical intraepithelial neoplasia	宫颈上皮内瘤变	48
CK	cytokeratin	细胞角蛋白	8
CNN	convolutional neural network	卷积神经网络	38
^{11}C-PA	^{11}C-palmitic acid	^{11}C- 棕榈酸	27
CT	computed tomography	计算机断层扫描	12
DCE	dynamic contrast-enhanced	动态对比增强	47
DWI	diffusion weighted imaging	扩散加权成像	47
ER	estrogen receptor	雌激素受体	8
ESS	endometrial stromal sarcoma	子宫内膜间质肉瘤	19
^{18}F-FDG	^{18}F-fluorodeoxyglucose	^{18}F- 氟脱氧葡萄糖	26
^{18}F-FU	^{18}F-Fluorouracil	^{18}F- 氟尿嘧啶	27
FIGO	The International Federation of Gynecology and Obstetrics	国际妇产科联合会	3
HCG	human chorionic gonadotropin	人绒毛膜促性腺激素	85
HE	hematoxylin-eosin staining	苏木精 - 伊红染色	50
HE4	human epididymis 4	人附睾蛋白 4	48
HGSC	high grade serous ovarian cancer	高级别浆液性卵巢癌	13
HPV	human papilloma virus	人乳头瘤病毒	1
HSIL	high-grade squamous intraepithelial lesion	高级别上皮内病变	48

英文缩写	英文全称	中文全称	页码
IARC	International Agency for Research on Cancer	国际癌症研究机构	1
LGSC	low grade serous ovarian cancer	低级别浆液性卵巢癌	13
LMS	leiomyosarcoma of uterus	子宫平滑肌肉瘤	19
LVSI	lymph-vascular space invasion	淋巴脉管间隙浸润	9
MR	magnetic resonance	磁共振	12
MTV	metabolic tumor volume	肿瘤代谢体积	32
NCCN	National Comprehensive Cancer Network	美国国立综合癌症网络	6
PARP	poly ADP-ribose polymerase	聚腺苷二磷酸核糖聚合酶	17
PAX 8	paired box 8	配对盒基因 8	8
PET	positron emission tomography	正电子发射断层显像	25
PMT	photomultiplier tube	光电倍增管	35
PR	progesterone receptor	孕激素受体	8
PVE	partial volume effect	部分容积效应	33
ROI	region of interest	感兴趣区	33
RRSO	risk reducing salpingo-oopherectomy	输卵管 – 卵巢切除术	17
SCC	squamous cell carcinoma	鳞状细胞癌	2
SCCA	squamous cell carcinoma antigen	鳞状细胞癌相关抗原	48
SiPM	silicon photomultiplier	硅光电倍增管	36
SUV	standardized uptake value	标准摄取值	31
SUV_{max}	maximum standardized uptake value	最大标准摄取值	31
SUV_{mean}	mean standardized uptake value	平均标准摄取值	31
SUV_{peak}	peak standardized uptake value	峰值标准摄取值	32
TCAC	tricarboxylic acid cycle	三羧酸循环	27
TCT	thinprep cytologic test	新柏氏液基细胞学检测	81
TLG	total lesion glycolysis	总病灶糖酵解	32
TOF	time of flight	时间飞跃技术	36
TOF-MLAA	time of flight maximum likelihood activity and attenuation estimate	飞行时间最大似然活度和衰减估计法	38
UA	uterine adenosarcoma	子宫腺肉瘤	19
UCS	uterine carcinosarcomas	子宫癌肉瘤	19
US	uterine sarcoma	子宫肉瘤	18
UTE	ultrashort echo time	超短回波时间序列	37